U1013294

健康全图解系列·一看就懂全图解

轻松自降血糖

［日］ 林 泰 主编

王丽洁 吴 莹 译

中国科学技术出版社

·北 京·

图书在版编目（CIP）数据

轻松自降血糖 /（日）林泰主编；王丽洁，吴莹译. —北京：中国科学技术出版社，2015.6（2025.2重印）
（健康全图解系列 · 一看就懂全图解）
ISBN 978-7-5046-6520-1

Ⅰ. ①轻… Ⅱ. ①林… ②王… ③吴… Ⅲ. ①糖尿病—防治—图解 Ⅳ. ①R587.1-64

中国版本图书馆CIP数据核字（2014）第003741号

DEKIRU! KANTAN! KETTOCHI WO DONDON SAGERU HON
supervised by Yasushi Hayashi
Copyright © 2009 Ikeda Publishing Co., Ltd.
All rights reserved.
Original Japanese edition published by Ikeda Publishing Co., Ltd., Tokyo.
Simplified Chinese edition copyright: © 2015 Popular Science Press
(alias: China Science and Technology Press)
This Simplified Chinese language edition is published by arrangement with
Ikeda Publishing Co., Ltd., Tokyo in care of Tuttle-Mori Agency, Inc., Tokyo
through Beijing GW Culture Communications Co., Ltd., Beijing.
版权所有 侵权必究
著作权合同登记号：01-2012-4237

策划编辑 何红哲 任 洪
责任编辑 何红哲
装帧设计 青青虫工作室
责任校对 孟华英
责任印制 徐 飞

出　　版 中国科学技术出版社
发　　行 中国科学技术出版社有限公司
地　　址 北京市海淀区中关村南大街16号
邮　　编 100081
发行电话 010-62173865
传　　真 010-62173081
网　　址 http://www.cspbooks.com.cn

开　　本 710mm×1000mm 1/16
字　　数 200千字
印　　张 12
版　　次 2015年6月第1版
印　　次 2025年2月第3次印刷
印　　刷 河北鑫兆源印刷有限公司

书　　号 ISBN 978-7-5046-6520-1/R · 1802
定　　价 49.80元

（凡购买本社图书，如有缺页、倒页、脱页者，本社销售中心负责调换）

前言

健康的生活方式是控制血糖的关键

目前血糖高的人越来越多。体检时被查出血糖值偏高的人，大多是糖尿病的潜在患者，或者已经是糖尿病患者。

糖尿病患者之所以会增加，与人们生活水平的提高以及不健康的生活方式，如久坐、缺乏运动、饮食不均衡等有很大关系。

有些糖尿病患者，不仅在糖尿病初期没有什么症状，即使到了糖尿病需要规范治疗的阶段也可能仍未出现明显的自觉症状，这也是很多糖尿病患者被漏诊的原因之一。还有一些患者在体检时查出血糖值偏高，甚至到了必须干预治疗的阶段，仍对自己的病情不以为然，从而延误了治疗。当糖尿病得不到很好的控制，病情继续发展，就会引发多种并发症。

一旦检查出血糖值偏高，我们应该做的第一件事就是到专门的糖尿病诊疗机构做进一步检查。如果确诊为糖尿病前期或病情较轻，医生会给出相应的饮食及运动疗法，并叮嘱患者进行定期检查和长期血糖监测。如果饮食和运动疗法都不见效，同时又出现了高血压、脂代谢异常、高尿酸血症等并发症，就必须进行药物治疗。

因此，一旦发现自己血糖偏高，首先要做的就是，坚持饮食和运动疗法，然后再根据医生的指导做进一步治疗。

饮食疗法的目的是通过控制摄入体内营养成分的总量和维持各种营养成分之间的均衡，达到体内物质代谢顺畅化、正常化，使血糖得到很好的控制。常见的饮食疗法包括不暴饮暴食、限制脂肪和碳水化合物的摄入、增加膳食纤维的摄入等。

而运动疗法的目的是通过增加骨骼肌肉的活动和血液的流动，来加速体内脂肪燃烧，从而刺激胰岛素的活性，提高整体代谢水平。

本书主要为血糖偏高的人以及糖尿病患者提供一些生活方式上的指导，如怎样摄入蛋白质、脂肪和维生素，怎样烹调食物，怎样制订美味的健康食谱，怎样合理运动等，其方法简单易行。

希望本书能够为更多的糖尿病患者带来健康方面的帮助！

内科专家 林泰 医师

目录

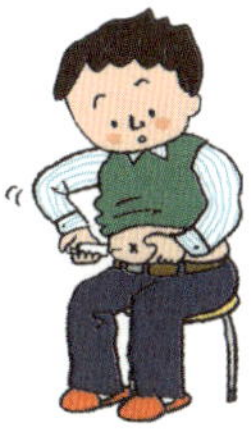

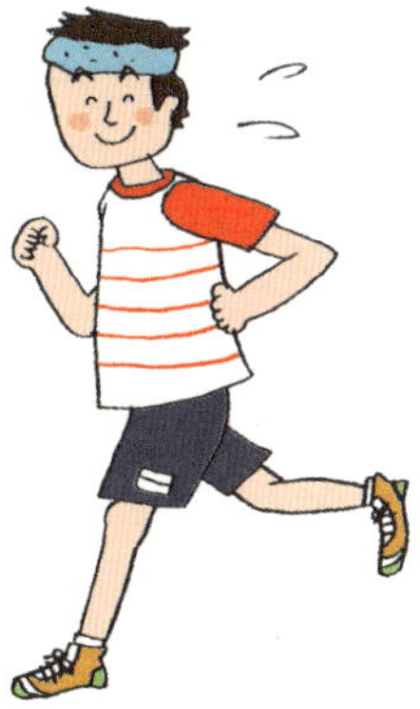

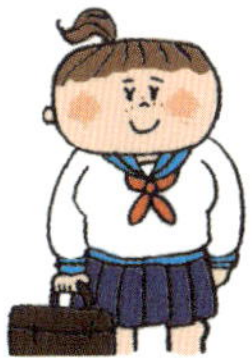

第2章 吃好喝好降血糖

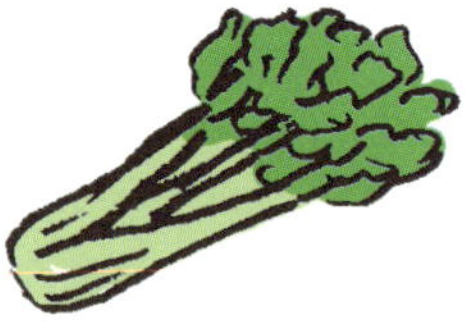

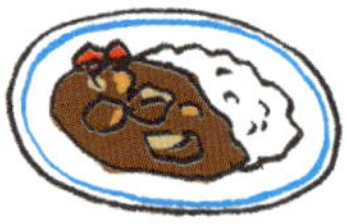
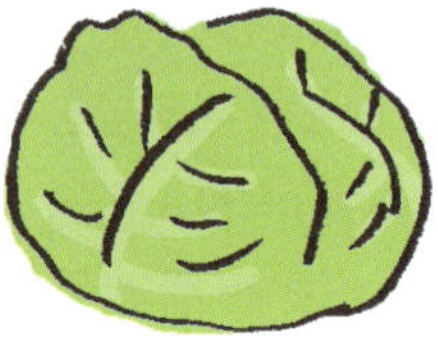
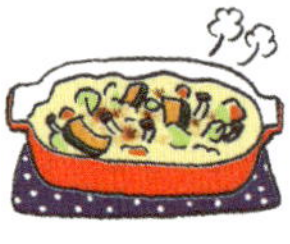

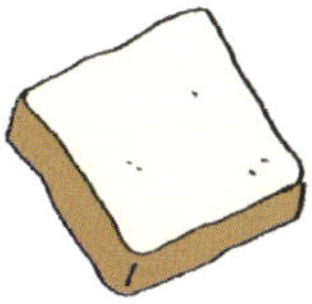

第3章
放心享用
降糖美食

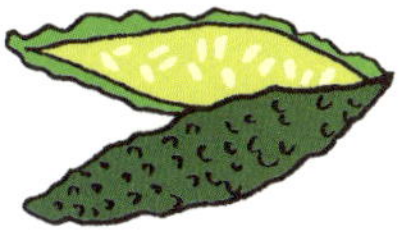

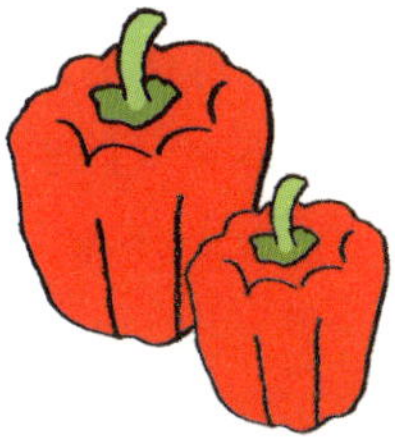

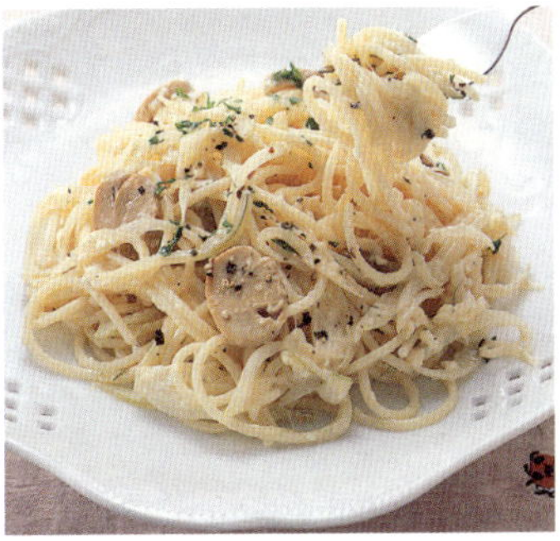

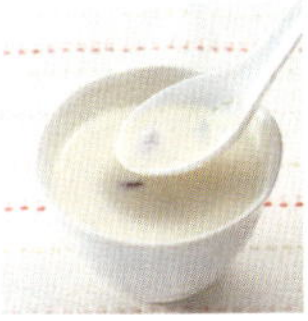

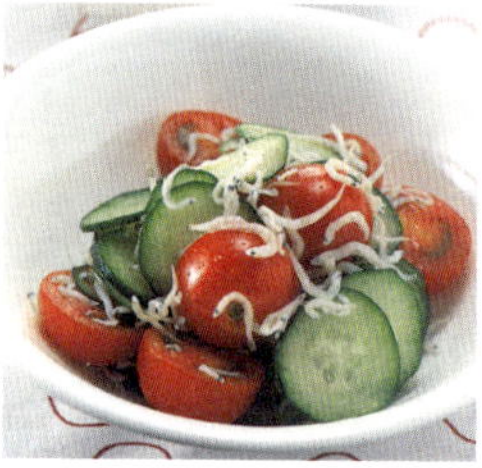

第4章 降血糖的生活方式

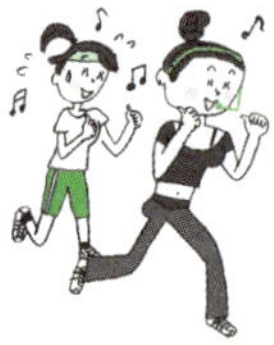

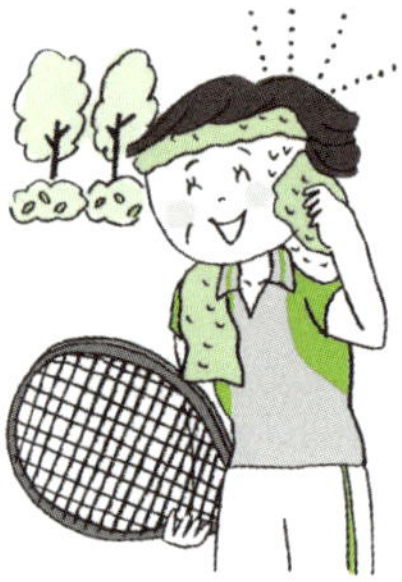

第1章

为什么说糖尿病很可怕

正常情况下，胰岛素能促进全身组织细胞对葡萄糖的摄取和利用，并能将血糖控制在正常范围内。但是，当胰岛素分泌不足，或者胰岛素的运作出现了问题，大脑和全身细胞的功能就会受到影响。此时，葡萄糖会在血液中聚积造成血糖浓度升高，引发糖尿病。

什么是血糖

◉血糖是人体活动的能量来源

血糖就是血液中所含的葡萄糖

在平时的体检中，我们经常能听到“血糖”这个词。所谓血糖，就是血液中所含的葡萄糖。

我们每天吃的米饭、馒头、面包、面条等碳水化合物，进入体内后经消化分解形成的最小单位就是葡萄糖。

葡萄糖是维持人体（大脑、神经系统、肌肉等）活动的能量来源。虽然蛋白质和脂肪也是身体的能量来源，但是葡萄糖比它们“燃烧”得更加迅速，只要吃下去就可以立即转化为能量被人体所用。

对于脑细胞来说，葡萄糖是其活动的主要能量来源，血糖值一旦下降，出现低血糖状态，大脑的活动也会减慢。

除作为能量源，剩余部分会储存于肝脏和脂肪中

那么，葡萄糖又是以一种什么样的方式为人体所利用呢？

食物中的碳水化合物在肠道中分解转化为葡萄糖后，被吸收进入到血液中，成为维持人体活动的主要能量来源。如果摄入的食物过多，一部分葡萄糖会转化为糖原，储藏在肝脏和肌肉中。当人感到饥饿或进行剧烈活动时，肝脏和肌肉中的糖原会再次分解转化为葡萄糖，以备人体所需。

如果剩余的葡萄糖较多，肝脏无法将其完全储存时，这些过剩的葡萄糖便会以脂肪的形式储存在人的皮下组织和内脏周围。

葡萄糖就是通过上述方式作为能量源为人体所用，维持着人的生命活动。

相关阅读页➡P4

碳水化合物在人体内吸收与利用的过程

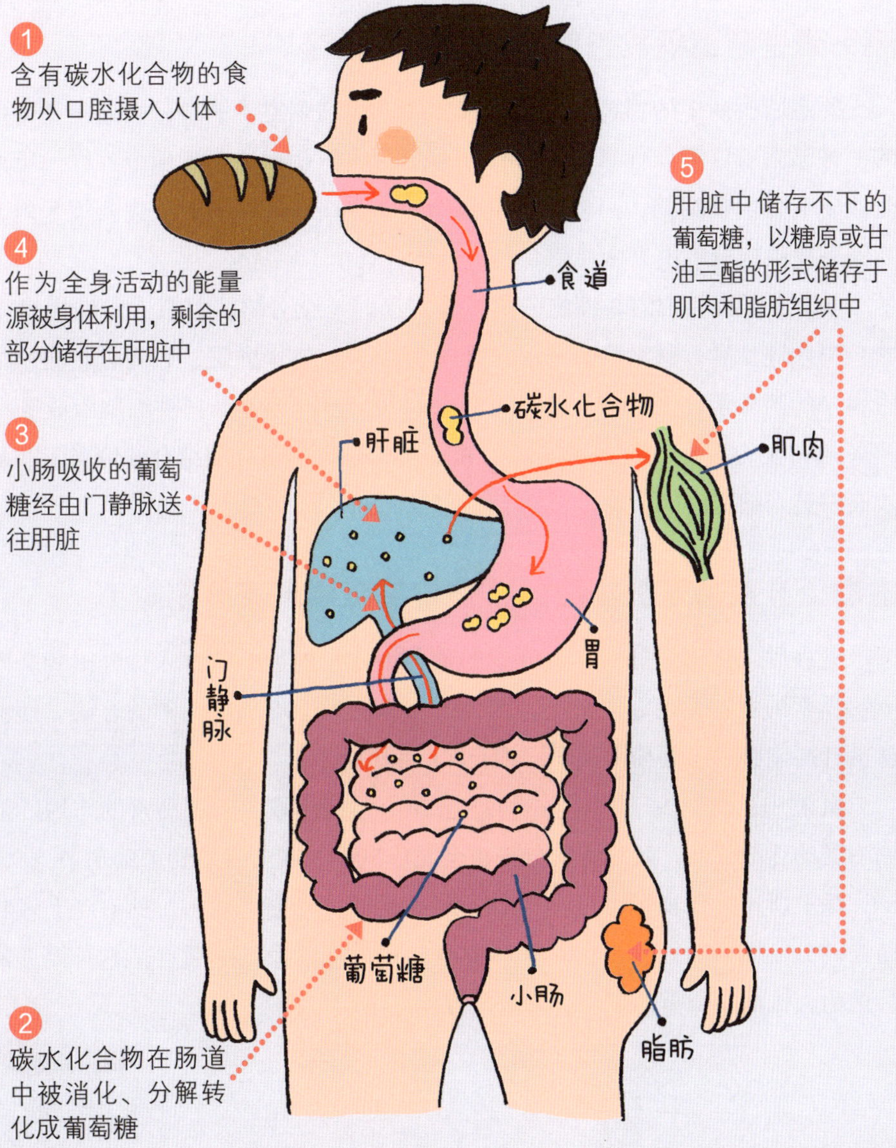

胰岛素是唯一能降血糖的激素

◉血糖上升，胰岛素分泌增加；反之则分泌减少

胰岛素是葡萄糖被细胞加以利用的关键

要想使血液中的葡萄糖进入到细胞内，为细胞提供能量，胰岛素是不可或缺的一种激素。这就像你拿着存折，如果不去银行就无法拿到现金一样，无论你的血液中有多少葡萄糖，只要缺少了胰岛素，这些葡萄糖就无法进入细胞内，无法为细胞提供能量来供人体使用。

胰岛素由胰腺中的β细胞分泌，它24小时持续分泌，并有一定的规律。

当人进食后，胰岛素进入人体血液循环，与位于肝脏、肌肉、脂肪组织等细胞膜中的胰岛素受体结合，促使血液中的葡萄糖转化为能量被细胞吸收利用。而胰岛素和胰岛素受体的关系如同锁和钥匙，只有在两者相结合的情况下，葡萄糖才能够进入细胞内部。

血糖上升胰岛素分泌增加，血糖下降胰岛素分泌减少

进食后，食物被分解，血液中的葡萄糖含量增加，这时人体分泌的基础状态下胰岛素的量就不足以应对了，因此，β细胞就会增加胰岛素的分泌。而胰岛素含量升高能够促进葡萄糖被全身细胞吸收利用。

血液中的葡萄糖是否能作为能量被人体使用取决于胰岛素的作用。随着血糖浓度的逐渐降低，胰岛素的分泌也会相应减少，或者恢复到基础水平。

综上所述，在血糖浓度上升时，胰岛素的分泌会增加；血糖浓度下降时，胰岛素的分泌则减少。胰岛素是人体内唯一可以降低血糖的激素，它对促进葡萄糖转化为人体活动所需的能量起着重要作用。

相关阅读页➡P6

胰岛素是怎样工作的

进食

↓

血液中的葡萄糖含量增加

↓

胰腺中的β细胞分泌胰岛素

↓

在胰岛素的作用下，葡萄糖转化成能量，被肝脏、肌肉、脑等利用

↓

血液中的葡萄糖由于被使用而减少

↓

胰岛素分泌减少

全天血糖值的变化

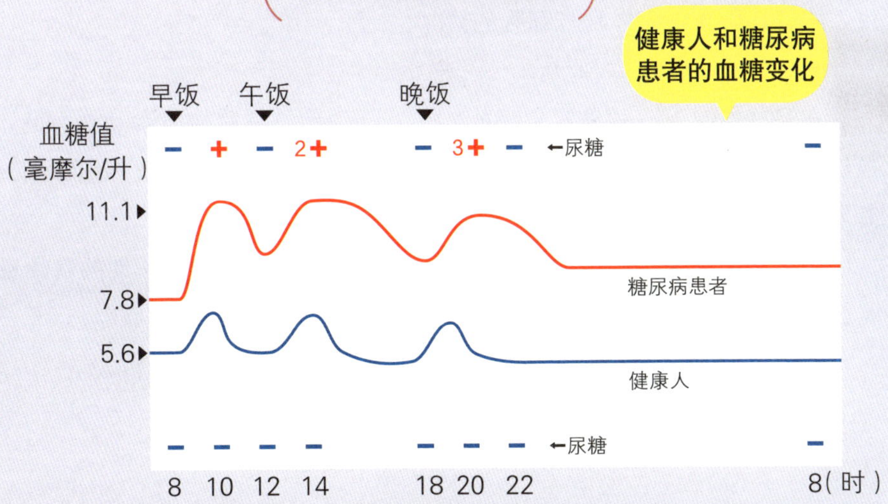

上图是24小时血糖值的变化。糖尿病患者的血糖值因进食而上升，却无法下降到正常水平，而且空腹时血糖值也保持在7.0毫摩尔/升以上，在进食后达到11.1毫摩尔/升以上。与之相反，健康人的血糖值在进餐后上升并能恢复基础水平，空腹时基本保持在5.6毫摩尔/升，餐后也不会超过7.8毫摩尔/升。

基础知识

血糖为什么会升高

◉暴饮暴食、运动不足、压力过大是主要致病因素

胰岛素分泌不足可引发糖尿病

正常情况下，胰岛素能促进全身组织细胞对葡萄糖的摄取和利用，并能将血糖浓度控制在正常范围内。但是，当胰岛素分泌不足，或是胰岛素的运作出现问题，血糖不能正常进入细胞内，就无法为人体提供能量。而一旦出现这种情况，大脑及全身细胞的正常功能都会受到影响。同时，葡萄糖会在血液中积聚而造成血糖浓度升高，引发糖尿病。

胰岛素的运作出现问题基本上有两种情况。

● 胰腺无法分泌胰岛素

一般来说，导致胰腺无法分泌胰岛素的原因在于自身免疫受损或是病毒感染等因素。而所谓的自身免疫反应，是指原本用来抵抗外部入侵有害物质的人体免疫系统，转而攻击人体自身细胞的情况。

● 胰岛素分泌减少，或是无法正常工作

在某些情况下，胰岛素分泌能力的下降会导致餐后胰岛素分泌不足。或者，虽然胰岛素的分泌没有问题，但是人体组织细胞对胰岛素的敏感性降低，导致胰岛素的降血糖作用下降，我们称这种情况为胰岛素抵抗。

而导致胰岛素分泌减少、无法正常工作的因素主要包括长期的暴饮暴食、肥胖、压力过大以及遗传因素等。这也是很多糖尿病患者发病的原因。

相关阅读页➡P4、P16、P34

胰岛素无法正常运作的两种情况

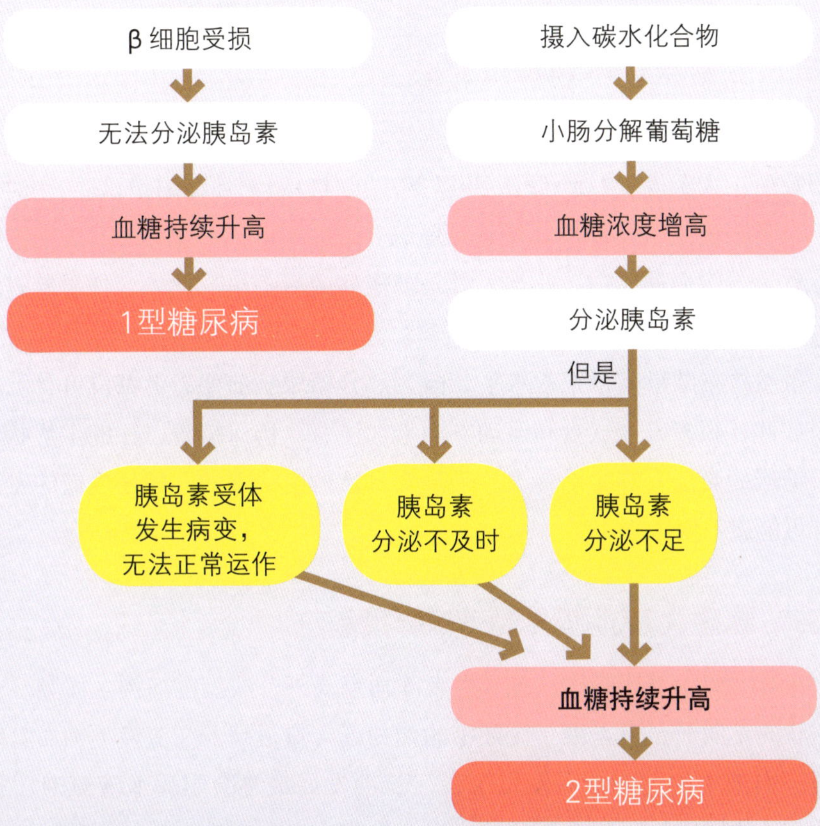

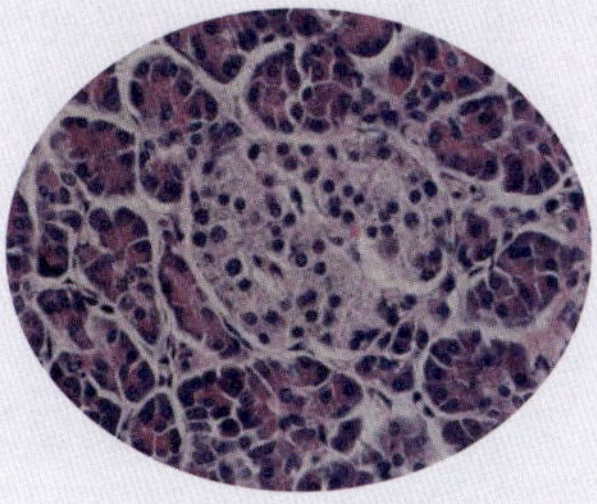

胰腺中的胰岛（分泌胰岛素的组织）

胰岛是直径约为0.1毫米的内分泌细胞的集合体。胰腺中分泌消化液的外分泌腺中间散落着上百万个这样的集合体，看上去就像是一片岛屿。

基础知识

为什么说高血糖不能忽视

◉易引发动脉硬化并发展为糖尿病

没有自觉症状也不能掉以轻心

在平时的体检中，空腹血糖值（至少8小时以上未进食状态下采静脉血所测得的数值）大于等于7.0毫摩尔/升以上，同时口服葡萄糖耐量试验2小时血糖大于等于11.1毫摩尔/升，即可诊断为糖尿病。如果空腹血糖值在5.6～6.9毫摩尔/升之间，称为空腹血糖受损，此类人群是糖尿病的后备军。此外，如果检查糖化血红蛋白高于6.5%，也可诊断为糖尿病。

虽然检查结果高于正常水平，但大部分糖尿病前期患者都没有自觉症状。也正因如此，很多人在饮食和运动方面未加注意，仍保持着以往的生活状态。实际上，糖尿病高危人群如果一直怠于改变自己的生活方式，放任血糖的发展，最终很有可能患上糖尿病。

预防动脉硬化应从糖尿病前期开始

在糖尿病的早期阶段，很多患者除血糖高外，典型的口渴、尿频、全身无力等症状并不明显，但是由于血液中的葡萄糖含量很高，在流经毛细血管时血流会减慢，血液中的葡萄糖易发生沉积，长期发展最终会阻碍血液流通。在这种情况下，人体肾脏、眼部、手足的大小血管都会发生病变，最终会导致心脑血管疾病、糖尿病肾病、糖尿病眼病、糖尿病足等并发症。

在糖尿病的所有并发症中，大多与胆固醇和甘油三酯堆积、动脉硬化有关。这类并发症从糖尿病前期即已开始发生，如果不加以预防和控制，一旦发展到血管内部被阻塞，就会引发心肌梗死或脑梗死等疾病。

综上所述，如果对高血糖不加以重视，最终可能会引发严重的疾病。

相关阅读页→P24

血糖居高不下却不予重视

→ 大血管病变 → 出现心脑血管疾病等

→ 微血管病变 → 出现糖尿病肾病、视网膜病变、神经病变等

糖尿病 空腹血糖大于等于7.0毫摩尔/升，同时餐后2小时血糖大于等于11.1毫摩尔/升
糖尿病前期 处于健康人和糖尿病两者之间
健康人 空腹血糖在5.6毫摩尔/升以下，或者餐后2小时血糖在7.8毫摩尔/升以下

动脉硬化是怎样形成的

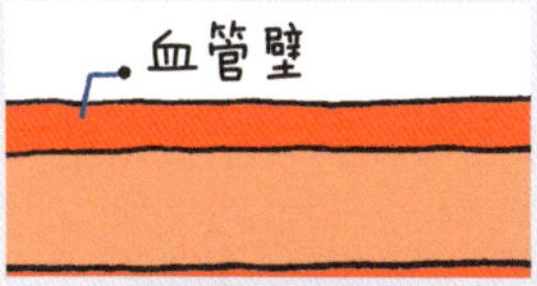

健康的血管

血管壁内侧被平滑而薄的内膜覆盖。

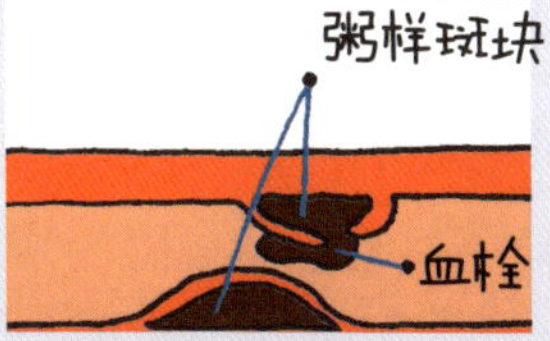

动脉硬化状态下的血管

血管内膜受损，胆固醇沉积，形成粥样斑块，从而使血管内腔变窄。而粥样斑块一旦破裂便会形成血栓，堵塞血管。

高血糖会引发哪些并发症

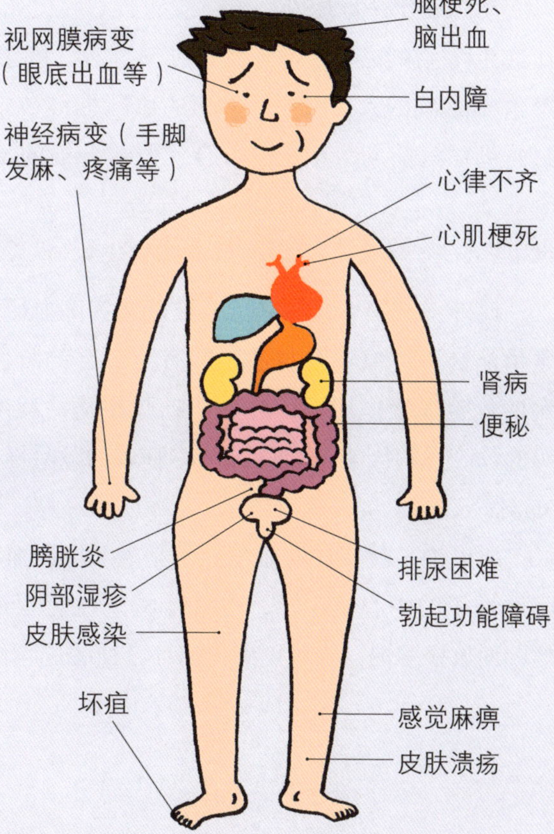

什么是代谢综合征

◉以肥胖、高血压、血脂异常、高血糖等聚集发病

糖尿病潜伏人群易患代谢综合征

代谢综合征是指包括暴饮暴食或者运动不足等因素引起的肥胖在内，再加上高血压、高血糖、脂代谢异常（血液中胆固醇或甘油三酯含量异常）中两种以上症状的一组综合征。

内脏脂肪过剩者，容易合并高血压、糖尿病、脂代谢异常等疾病，从而加速动脉硬化。

动脉硬化一旦加剧，患心绞痛、心肌梗死、脑卒中等疾病的危险也会增加。而这几种疾病和癌症一样，是造成人类死亡的主要原因。空腹时血糖值在5.6～6.9毫摩尔/升之间的人，按照糖尿病的诊断标准被定义为空腹血糖受损。这类人虽然只是糖尿病前期，却已经符合代谢综合征的某些指标了。

肥胖、高血糖等生活方式病都会加速动脉硬化

此外，有的患者虽然还未被确诊为高血压或者糖尿病，只是处于“血压比正常值略高”“血糖和甘油三酯有点高”的阶段，但在内脏脂肪堆积等生活方式病的危险因素作用下，会加速动脉硬化的程度。研究显示，具备糖尿病、肥胖等3～4个危险因素的人群，患心脏病的危险性是完全不具备上述危险因素人群的35.8倍。

所以说，就算你的血糖值只是处于空腹血糖受损状态，但是如果你属于内脏脂肪堆积的中心性肥胖，也需要特别注意。千万不要以为自己“还没得上糖尿病”而放松警惕，要认识到代谢综合征的危险性。

相关阅读页➡P25、P26、P34

代谢综合征的诊断标准

肥　胖

主要是根据腰围来判定腹部脂肪堆积的程度。

腰围　男性大于等于90厘米　女性大于等于80厘米

在肥胖的基础上，同时合并以下因素中的任意两项，则被视为代谢综合征。

血脂异常

主要是甘油三酯升高和高密度脂蛋白胆固醇降低。

甘油三酯　大于等于1.7毫摩尔/升，或已接受针对此脂质异常的特殊治疗

高密度脂蛋白胆固醇　男性低于1.03毫摩尔/升，女性低于1.29毫摩尔/升，或已接受针对此脂质异常的特殊治疗

高血压

收缩压　大于等于130毫米汞柱

舒张压　大于等于85毫米汞柱

满足其中一项指标，或者已诊断为高血压而接受治疗。

高血糖

空腹血糖　大于等于5.6毫摩尔/升

或已诊断为2型糖尿病而接受治疗。

危险因素与心血管疾病的关系

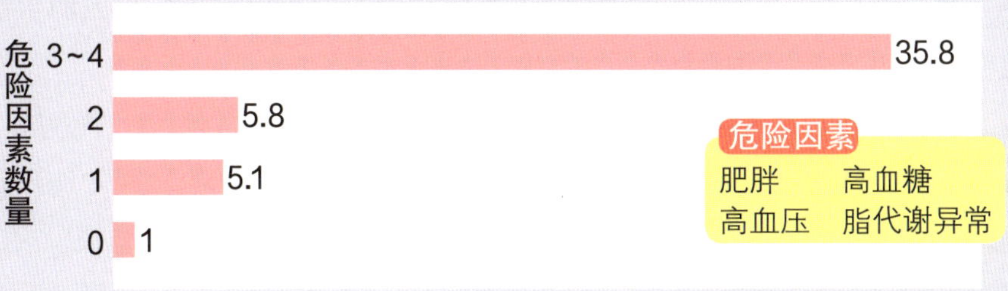

心血管疾病的患病危险程度

成人“潜伏”糖尿病患者多

◉体检时发现糖尿病危险信号应及时就医

中老年男性是糖尿病及其糖尿病前期的高危人群

糖尿病患者的数量在逐年增加。日本2007年的一项调查结果显示，在20岁以上的成年人中，被诊断“很可能患有糖尿病”的约有890万人，而被诊断“不能断言一定没有糖尿病”的人数约有1320万人。这和2002年的调查结果相比，前项约增加了150万人，后项约增加了440万人。糖尿病的潜在人群明显增多。将2007年的两项调查结果人数加在一起，达到了2210万人之多。这个数字大约是日本全部成年人数量的五分之一。

调查结果还显示，无论男女都呈现出随年龄增长人数增加的趋势。50～60岁男性的比例为28.8%，女性为26.4%，而到了70～80岁，男性的比例达到 41%，女性也达到了34.8%。

出现糖尿病危险信号而不进行诊疗的人并不少见

随着年龄的增长，人体分泌的激素水平会逐年下降。胰腺分泌胰岛素的水平也是如此。

值得注意的是，在已经被诊断为糖尿病或临界状态的人群中，很多人都从未接受过治疗，这个比例在20岁以上的人群中占到了36.5%。

糖尿病原本只是在40岁以上的人群中高发，但是由于近年来人们生活习惯的改变、运动量减少等原因，年轻糖尿病患者的人数也在逐年增加。

如果体检时发现血糖异常，无论中老年还是年轻人，都应尽早做进一步的检查，进行生活习惯方面的改变以及某些必要的治疗，这样可以有效地预防和控制糖尿病的发生与发展。

相关阅读页→P25

极有可能患有糖尿病和不排除糖尿病可能性人群的比例

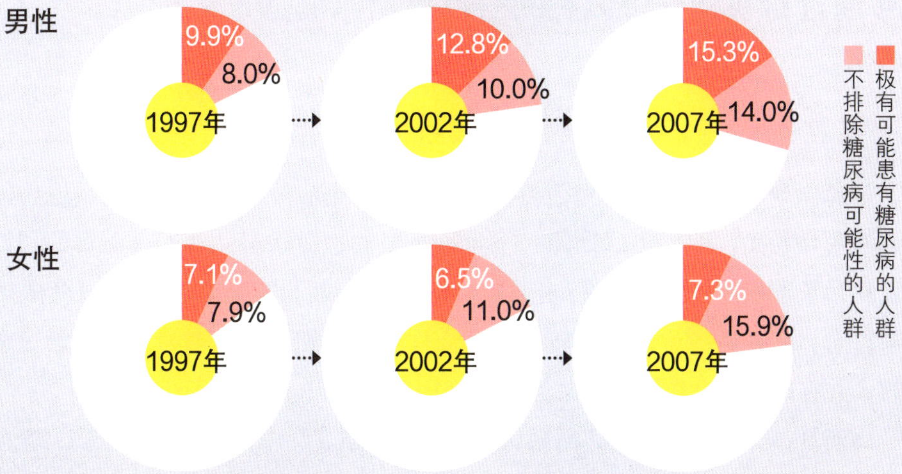

“极有可能患有糖尿病的人群”为糖化血红蛋白在6.1%以上，或正在接受糖尿病治疗的人。“不排除糖尿病可能性的人群”是指除“极有可能患糖尿病的人群”外，糖化血红蛋白在5.6%~6.1%之间的人群。

检查出血糖异常后进行治疗的人数虽在增加，但意识依然很淡薄

Q：迄今为止，被诊断出患有糖尿病吗？

	有	无
1997年	8.8%	91.2%
2002年	11.2%	88.8%
2007年	11.3%	88.7%

Q：接受过治疗吗？

	现在正在治疗中	以前接受过治疗，现在没有	基本上没有接受过任何治疗
1997年	42.8%	15.5%	41.7%
2002年	43.6%	13.1%	43.3%
2007年	50.8%	12.7%	36.5%

上述调查对象为随机抽选的3586组家庭。其中，经糖化血红蛋白检查确诊为糖尿病的20岁以上男性1619人，女性2384人，总计4003人。

糖尿病的发病危险及自我检查

◉通过自我检查可以判断有没有糖尿病

通过自我检查，判断有没有糖尿病

高血糖和糖尿病的发生，与个人的饮食、生活习惯、运动情况、遗传体质等因素密切相关。我们可以回想一下自己平时的生活状态，并通过下页的“糖尿病发病危险自我检查表”进行自我检查，从而判断自己是否有可能患糖尿病。如果符合自我检查表中的选项较多，那么你应该仔细阅读本书第二章和第三章的内容，并在改善饮食生活和增加运动量方面多下功夫。

而且，如果你在下页“糖尿病症状自我诊断表”中符合的选项较多，就说明你可能已经患上了糖尿病，应尽早进行诊治。特别是Q_9～Q_{12}的选项如果都符合，说明糖尿病已经发展到了一定程度，这时应立即到医疗机构接受检查、诊治。

常见的检查有哪些

如果通过“糖尿病症状自我诊断表”发现自己有可能患上了糖尿病，那么应尽早到医疗机构接受检查。

常见的检查项目不仅包括血液检查，还包括尿微量白蛋白检查、震动感觉阈值检查等项目。

正常情况下，尿液中不会检测出蛋白，但如果肾功能受到破坏，血液中的蛋白质会慢慢渗透到尿液中形成蛋白尿。而通过对尿液中白蛋白的检测，便能了解糖尿病肾病的情况。

震动感觉阈值检查是用音叉触碰大拇指及大脚趾的一种检查，通过这项检查可以发现轻度的神经病变。

上述检查对于糖尿病及其并发症的诊断都非常重要，所以当我们寻求医疗机构时，最好找能够进行这些检查的专科门诊。

相关阅读页→P20、P24

糖尿病发病危险自我检查表

- Q1 饭量大，吃饭时经常是大碗饭大碗菜 ☐
- Q2 比起蔬菜和海藻类，更喜欢吃肉类等脂肪厚重的食物 ☐
- Q3 每周有四天以上都会喝酒 ☐
- Q4 非常喜欢甜食 ☐
- Q5 喜欢一边看电视或者做其他事时不停地吃零食 ☐
- Q6 午饭和晚饭经常在外面解决 ☐
- Q7 经常不吃早饭 ☐
- Q8 饮食不规律，晚饭经常不吃或者吃很多 ☐
- Q9 肥胖 ☐
- Q10 运动不足 ☐
- Q11 压力很大 ☐
- Q12 40岁以上 ☐
- Q13 祖父母、父母、兄弟姐妹中有人患糖尿病 ☐
- Q14 怀孕时血糖很高（女性） ☐
- Q15 生产过体重超过4千克的巨大婴儿（女性） ☐

糖尿病症状自我诊断表

- Q1 经常口渴 ☐
- Q2 每次饮水量都很大 ☐
- Q3 排尿次数多或者尿量大 ☐
- Q4 容易疲劳 ☐
- Q5 身体总是很倦怠 ☐
- Q6 明明吃了很多，却总觉得很饿 ☐
- Q7 最近越来越胖了 ☐
- Q8 明明摄入了很多蛋白质，最近却瘦下来了 ☐
- Q9 尿液有甜味 ☐
- Q10 经常性皮肤瘙痒，或是有湿疹 ☐
- Q11 视物不清 ☐
- Q12 总觉得脚步沉重，容易崴脚 ☐

大多数患者属于2型糖尿病

◉常见的糖尿病类型主要有1型和2型

如果血糖居高不下，就会引发糖尿病。常见的糖尿病类型主要有1型糖尿病和2型糖尿病。在糖尿病患者中只有少数为1型糖尿病，大多数患者是2型糖尿病。

胰腺无法分泌胰岛素引发的1型糖尿病

1型糖尿病是由于胰岛中的β细胞被破坏，无法继续分泌胰岛素造成的。多数情况下都是由于免疫功能异常造成的自身β细胞被破坏，但有时也会因为病毒感染等突发原因引起。

1型糖尿病的发病期多在幼年阶段，从发病初期就必须通过注射胰岛素来治疗。虽然也要注意饮食，并同时采取运动疗法，但与2型糖尿病不同的是，1型糖尿病患者的饮食量基本与同年龄段的健康人相等，只需要注意在长时间内不要让体重和体脂肪率上升过多即可。

暴饮暴食及缺乏运动等原因导致的2型糖尿病

2型糖尿病是指胰岛素分泌不足，或者胰岛功能低下引起的。如果长期处于暴饮暴食、缺乏运动的生活状态，最后会因肥胖、压力、年龄、遗传体质等诱发因素而导致糖尿病。此型患者一般集中在40～50岁之间，但是近年来20岁左右的患者也有所增加。

一旦患上糖尿病，还会引发许多并发症，动脉硬化的程度也会更加严重。而治疗的基本方法就是通过饮食疗法和运动疗法等进行生活方式方面的改变。如果这样仍然无法控制血糖，就需要进行药物治疗了。

相关阅读页➡P4、P6、P20、P30

1型糖尿病　　2型糖尿病

原因

1型糖尿病

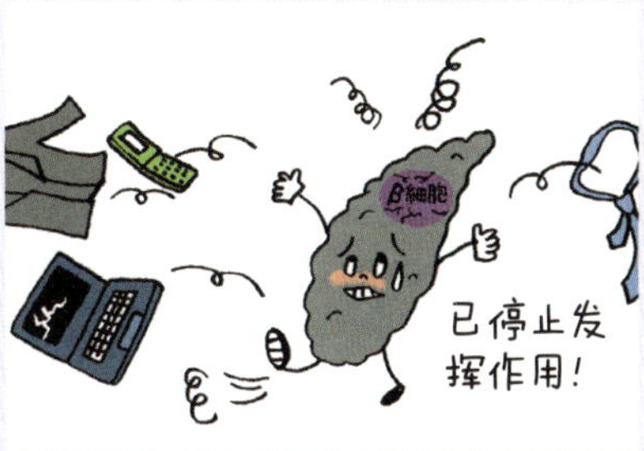

发病原因为胰腺中的β细胞被破坏。

2型糖尿病

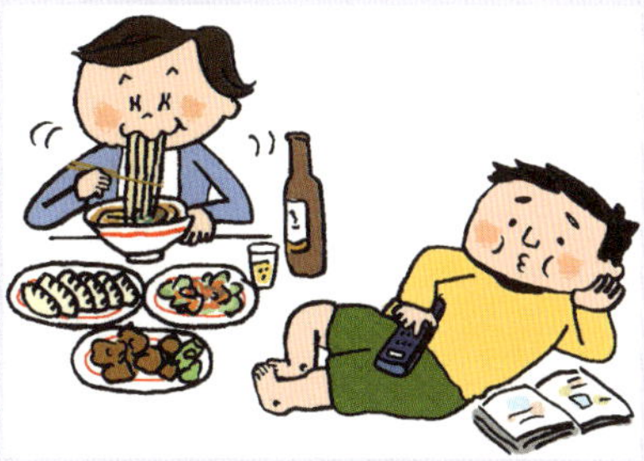

暴饮暴食、运动不足等不良生活习惯造成的胰岛素分泌量减少，或胰岛素功效降低。

特征

1型糖尿病

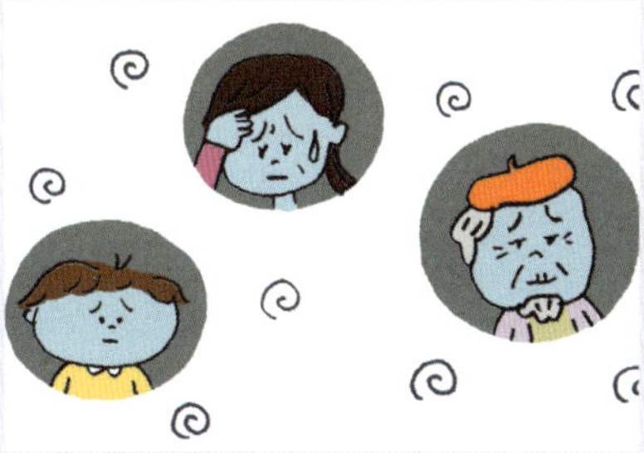

大多数为幼年发病。但每个年龄段都有发病可能。

2型糖尿病

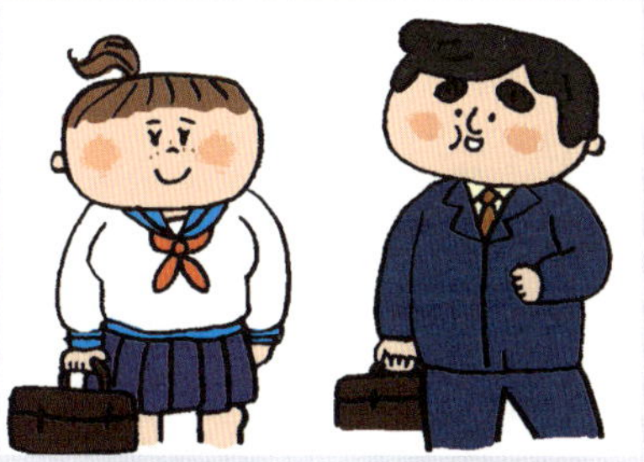

2型糖尿病的发病率很高，以中老年人为主，年轻患者也在增加。

治疗

1型糖尿病

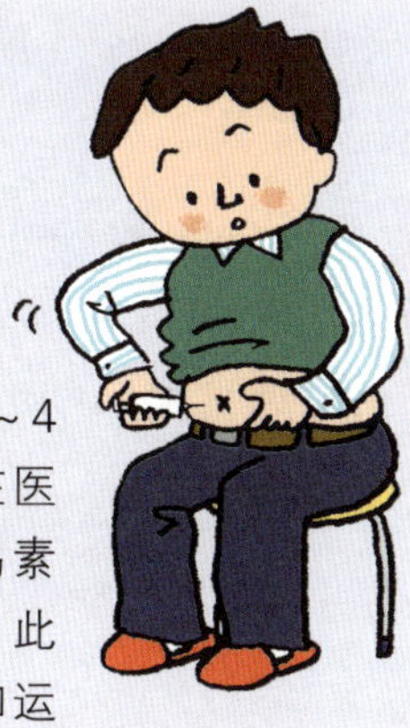

每日注射1～4次胰岛素，或在医生指导下用胰岛素泵进行治疗。此外，饮食疗法和运动疗法也不可少。

2型糖尿病

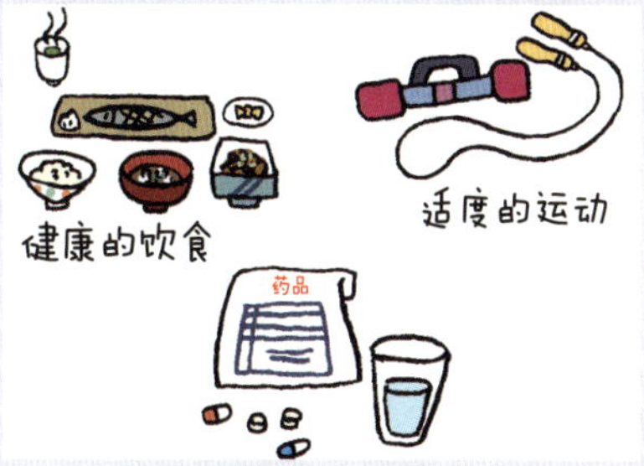

进行饮食方面的改变和适度的运动。若血糖仍无法得到改善，就需要口服降糖药或注射类药物了。

某些疾病或药物会引发糖尿病

◉某些疾病或药物引发的糖尿病属于特殊类型糖尿病

某些疾病或药物造成的特殊类型糖尿病

我们常见的糖尿病类型多为1型或2型。但是有时某些疾病或药物也会引发糖尿病，这类糖尿病通常属于特殊类型糖尿病。

容易引发糖尿病的主要疾病和药物包括甲状腺功能亢进、库欣综合征、肢端肥大症、肾上腺皮质激素等。不过，并不是说这些疾病或者药物就必然会导致糖尿病。只是如果自身有糖尿病诱发因素，就容易在这些疾病或药物的影响下引发糖尿病。

特殊类型糖尿病会随着诱发性疾病或药物的治愈、停用而痊愈。但是，某些情况下，如肾上腺皮质激素等药物无法被其他药物所替代时，就需要同时服用其他药物来治疗糖尿病。

妊娠期糖尿病

我们把怀孕期间出现的糖尿病称为妊娠期糖尿病。怀孕时之所以会引起血糖升高，是因为胎盘分泌的激素可以引起胰岛素抵抗。一般在这种情况下，胰腺会增加胰岛素的分泌量来控制血糖的上升，但如果孕妇原本胰岛素分泌就不足，此时就会因为无法控制好血糖而出现糖尿病。

一旦患上妊娠期糖尿病，就有增加产下巨大儿的可能性。此外，虽然大部分女性在生产后血糖会恢复到正常水平，但是此类人群今后患糖尿病的可能性会高于正常人。妊娠期糖尿病的治疗方法主要是饮食疗法和运动疗法，如果效果不佳，可以用胰岛素治疗。

相关阅读页➡P4、P16、P30

引发特殊类型糖尿病的主要疾病

- 甲状腺功能亢进
- 嗜铬细胞瘤
- 库欣综合征
- 肢端肥大症

引发特殊类型糖尿病的主要药物

- 肾上腺皮质激素
- 某些口服避孕药

妊娠期糖尿病的发病过程

胎盘分泌抵抗胰岛素的激素

↓ 一旦无法分泌出与之相抗衡的胰岛素量

血糖上升

↓

妊娠期糖尿病

↓

分娩

↙ ↘

糖尿病　　血糖恢复正常水平

分娩后多数人的血糖会恢复正常，但也有一些人从此永久性地患上了糖尿病。

糖尿病的三大微血管并发症

◉严重时会导致截肢、失明等

高血糖会引发各种并发症

糖尿病的初期阶段一般都没有什么自觉症状，但随着高血糖的持续，全身的血管被侵蚀，容易引发各种并发症。如果心脏及大脑部位的主要血管出现动脉硬化，便会引发心肌梗死或脑梗死。如果微血管被堵塞，便会引发糖尿病的三大微血管并发症：神经病变、肾病、视网膜病变。

造成四肢感觉麻木的糖尿病神经病变

糖尿病的神经病变以周围神经和自主神经最多见。如果自主神经发生病变，会出现体位性低血压、发热、头晕、便秘及腹泻、勃起功能障碍等症状。而周围神经一旦发生病变，便会引发手脚末端麻木等症状，有时因感觉减退还会出现被暖水袋等烫伤的情况，甚至足部产生坏疽也没有痛感。

糖尿病肾病严重者须做人工透析

糖尿病肾病是指因肾脏功能降低而造成血液中的代谢产物残留引发的病症。常见的典型症状有身体倦怠、容易疲劳、面部水肿、尿中泡沫增多等，如果病情持续发展会造成肾功能不全，必须通过人工透析来维持生命。

易引发突然失明的糖尿病视网膜病变

糖尿病视网膜病变是指由于长期高血糖导致眼底视网膜发生的病变。先是小范围出血，出现点状白斑，继而出现血管破裂出血，发生视力低下等症状。一旦病情恶化会导致视网膜剥离，最终造成失明。

要避免上述并发症的发生，需要定期进行肾脏、眼底等部位的检查，并将血糖长期控制在正常范围内。

相关阅读页➡P8

糖尿病的三大并发症

糖尿病神经病变

末梢神经

周围神经（运动神经、感觉神经）→ 手脚感觉障碍、下半身发冷

自主神经 →
- 发热
- 头晕
- 胃胀、呕吐感
- 勃起功能障碍
- 无法感知尿意
- 体位性低血压

糖尿病肾病

高血糖引起肾小球毛细血管阻塞
↓
引发血流障碍
↓
无法过滤血液
↓
肾功能不全

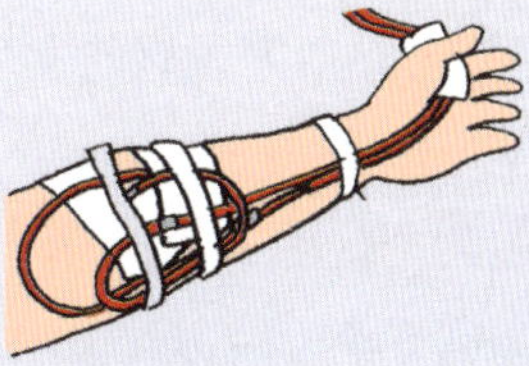

血液透析是指在肾功能不全的情况下，通过过滤，将血液中的代谢产物排出体外，再将净化的血液输送回体内的一种治疗方法。

糖尿病视网膜病变

高血糖引起眼底动脉阻塞
↓
血流速度减慢
↓
新生血管增殖
↓
新生血管破裂

正常眼底

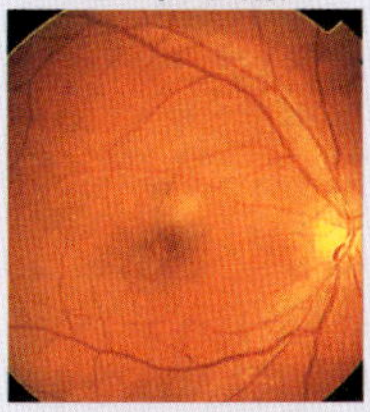

眼底出血

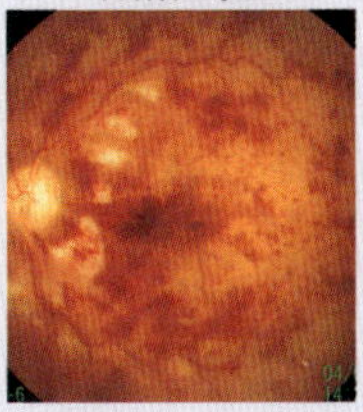

随着糖尿病病程的发展，会造成眼底出血。如果出血波及黄斑，还会导致失明。

逐年增长的青少年2型糖尿病

◉生活习惯的好坏能够影响病情的发展

中小学生2型糖尿病的发病率比1型更高

主要发病人群为中老年患者的2型糖尿病，近年来在中小学生中的患病率也在增加，而且其发病率已经超过了1型糖尿病。尤其是中学生，2型糖尿病的发病率更高。据统计，15岁以下被查出患有2型糖尿病的患者中，80%左右是中学生。

在上述统计中，被查出患有2型糖尿病的学生有80%以上体型肥胖，而且其直系亲属中多有2型糖尿病。青少年2型糖尿病患者的增加是有一定原因的：暴饮暴食、喜欢吃垃圾食品及膨化食品、长时间坐在电脑前玩游戏、长期缺乏运动等不良生活习惯与2型糖尿病的发生密切相关。

若生活习惯得不到改善，在青年期也会出现并发症

青少年2型糖尿病患者，如果及时进行饮食及运动疗法，血糖能很快得到控制。此类糖尿病与1型糖尿病相比，由于几乎没有什么自觉症状，所以患者本人及家属很难察觉。而且，这类患者一旦血糖值有所下降，肥胖有所缓解，由于其自控能力差，很容易回到原来糟糕的生活状态。

但是如果任由糖尿病的发展，那么20岁、30岁的年轻人出现糖尿病肾病、视网膜异常，甚至心肌梗死的现象也不少见。

为了避免上述现象的发生，要能够长期坚持饮食和运动疗法。

相关阅读页➡P6、P16

青少年2型糖尿病的特征

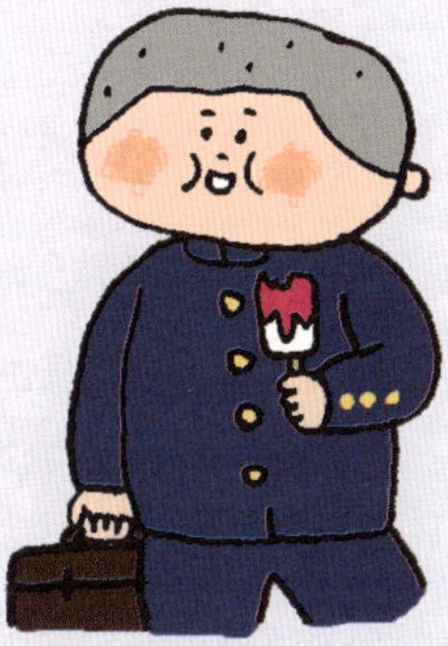

①与1型糖尿病不同的是，2型糖尿病患者绝大多数不会出现自觉症状，也不需要进行药物治疗。但是，如果放任病情的发展，很可能会出现并发症。

②与成人2型糖尿病不同，青少年2型糖尿病患者的胰岛素分泌并不少，问题在于胰岛素抵抗性很高。

③由于会涉及或影响疾病的治疗，所以孩子家长对疾病的了解极为重要。

④遗传因素影响大，患者的直系亲属多有糖尿病。

⑤经常伴随肥胖出现。

孩子家长应注意的事

很多情况下，由于运动不足或暴饮暴食而造成青少年糖尿病患者增多的原因与家庭环境有关。作为家长，应正确培养孩子的生活习惯，照顾好孩子的成长。

- 让孩子多参加运动。
- 不要让孩子过于沉迷网络或手机，不要养成静坐不动的生活习惯。
- 不要让孩子吃太多零食。

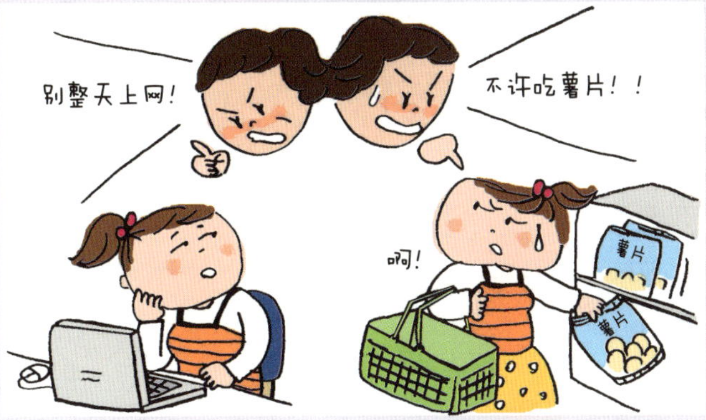

确诊糖尿病须做哪些检查

◉如果无典型症状须再次复查

不能只检查空腹血糖而忽略餐后血糖

多数情况下，糖尿病初次被发现都是通过体检查出。一般在体检中多会查空腹血糖，有些国家也将糖化血红蛋白作为筛查的项目。

如果检查时空腹血糖在5.6毫摩尔/升以下即被视为正常，但这也不意味着可以百分之百放心。有些人空腹血糖不高，而糖化血红蛋白却在6.5%左右。如果进行口服葡萄糖耐量试验，这些人的血糖会升到11.1毫摩尔/升或更高。这是因为有些糖尿病患者空腹时血糖虽然不高，进食后血糖会大幅上升。

在平常的体检中，我们一般只检查空腹血糖，有时会疏漏部分糖尿病患者。此时可以同时做口服葡萄糖耐量试验。如果条件允许，还可以检查糖化血红蛋白来进一步确诊。

确诊糖尿病须再次复查

根据世界卫生组织的诊断标准（译注：目前我国亦采用此标准），在初次检查时，如果有典型的糖尿病症状，同时空腹血糖≥7.0毫摩尔/升，或者口服葡萄糖2小时后血糖≥11.1毫摩尔/升，抑或测量随机血糖≥11.1毫摩尔/升。这三种情况只要符合其中一种，即可诊断为糖尿病。

如果没有典型糖尿病症状，经再次复查，上述三项中的任何一项仍超标，也可确诊为糖尿病。

另外，在初次检查时，如果患者出现口渴、多尿、体重明显下降等糖尿病症状，或者糖化血红蛋白在6.5%以上，抑或出现了糖尿病视网膜病变等症状，也应高度怀疑糖尿病。

相关阅读页➡P8、P14

糖尿病的血液检查

空腹血糖

从检查日的前晚开始，至少8小时不能进食，并于早晨空腹时抽静脉血测血糖值

≥7.0毫摩尔/升

随机血糖

与进食时间无关，一天之中随时抽血测得的血糖值

≥11.1毫摩尔/升

口服葡萄糖耐量试验

空腹8～10小时后口服75克葡萄糖，2小时后抽血测得的血糖值

≥11.1毫摩尔/升

若符合上述检查中的任何一项，但无明显糖尿病症状，则须再次复查，经复查后上述三项中的任何一项仍超标，即可确诊为糖尿病

糖尿病的诊断标准

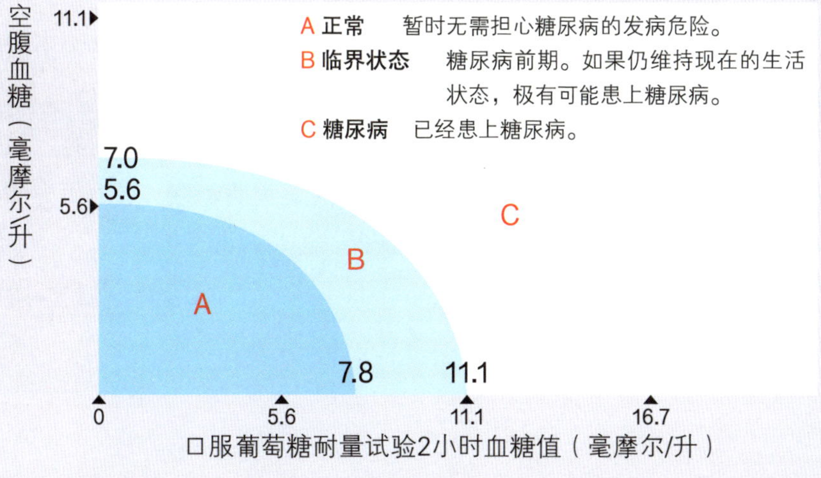

改变生活习惯可使血糖降低

◉在潜伏阶段就要做好准备

改变生活习惯可降低患糖尿病的风险

现在糖尿病逐年增加，这与人们的不良饮食习惯、生活不规律、生活压力大等因素密切相关。暴饮暴食、过度摄取碳水化合物和动物性脂肪、不吃早饭或者晚饭很晚才吃等不良饮食习惯、肥胖、缺乏运动……这些因素都会造成血糖上升、血液中游离脂肪酸及尿酸升高，使糖尿病、高脂血症、痛风和高血压等疾病的发病风险增加。

即便血糖偏高，只要在尚未发展成糖尿病的阶段注重饮食、运动等生活方式的改善，不用服药也有可能将血糖控制在正常范围内。以2型糖尿病为例，研究显示，只要养成良好的生活习惯，2型糖尿病的发病概率能降低60%。即使已经发展到了糖尿病的阶段，只要注意饮食和运动，将血糖控制住，也能有效控制病情的发展和并发症的发生。

长期坚持的秘诀在于量力而为

我们虽然强调要改善饮食、增加运动量，但是如果每天“这个不能吃，那个也不能吃”，同时还要进行高强度的运动，相信很多人都无法坚持。

关于如何改善饮食和合理运动，请参照第二章和第三章的内容。另外，对饮食和运动不要过于严格，找到适合自己的方式，长期坚持、量力而为才是最重要的。其他生活习惯方面，也要根据自身情况，逐步改善。

相关阅读页➡P12、P20

怎样改变生活习惯

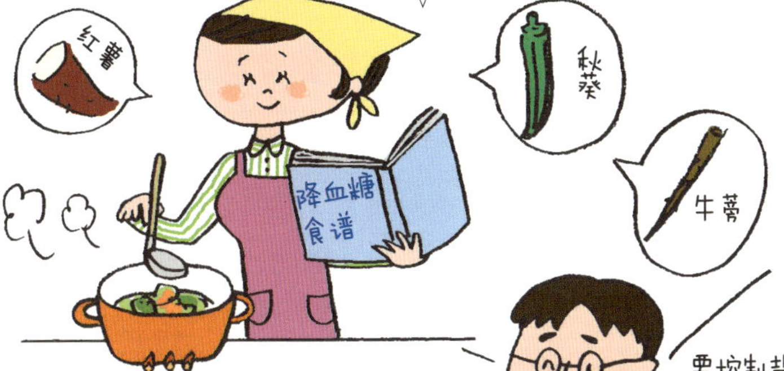

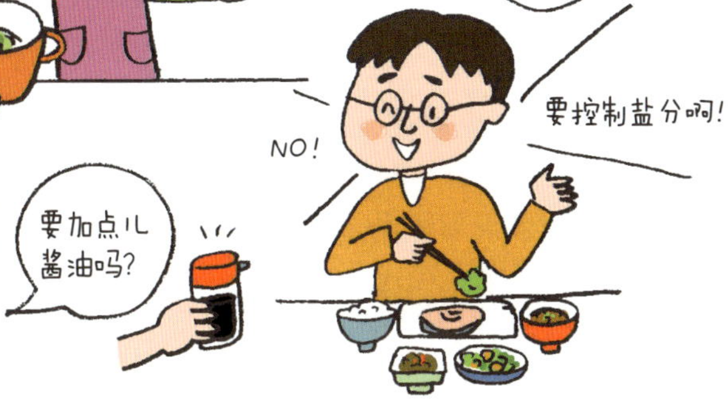

自己做饭的时候可以多用一些有利于降血糖的食材。调料的使用也要尽量控制哦!

调节生活规律，早睡早起。

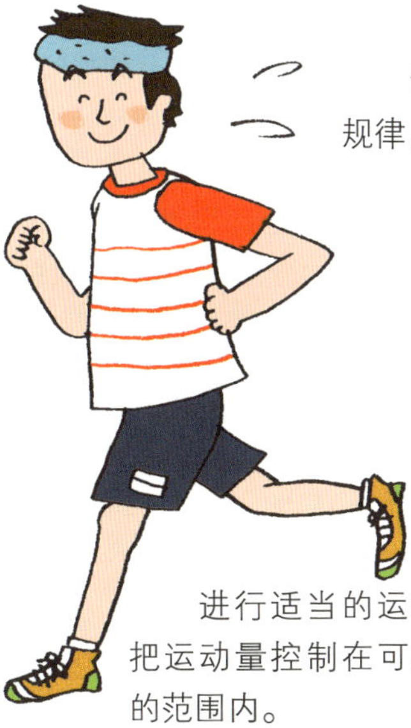

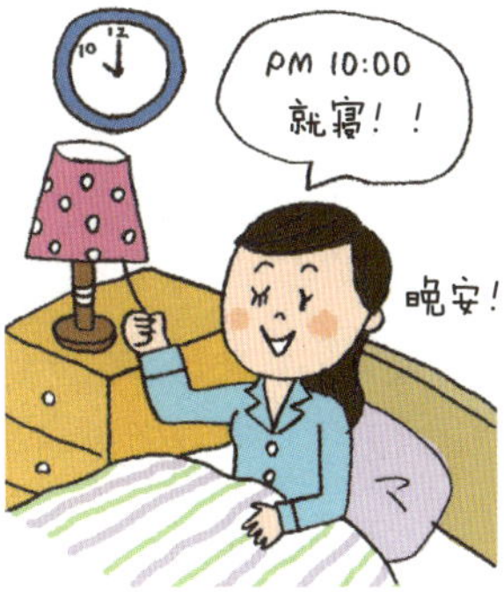

进行适当的运动。把运动量控制在可持续的范围内。

基础知识

血糖持续升高时采取药物治疗

◉用药时应严格遵守服药时间和服药剂量

糖尿病的治疗包括饮食、运动和药物疗法

饮食和运动疗法是治疗糖尿病的基础，但是如果在确诊时糖化血红蛋白在8%以上，或确诊为糖尿病时即合并高脂血症、高血压、高尿酸血症等，须立即采取药物治疗。

如果血糖处于临界状态，可以在定期检查血糖的同时，进行2～3个月的饮食和运动疗法。如果改善生活方式后血糖没有得到控制，应采取药物治疗。另外，有些患者虽然处于糖尿病前期，但是如果不进行饮食和运动方面的治疗，当真正确诊为糖尿病时就需要用药了。

糖尿病的药物治疗主要有口服降糖药和注射类药物，医生会根据患者的具体情况开具不同的处方。

药物发挥作用是多方面的

在口服降糖药中，有作用于胰岛β细胞，促进胰岛素分泌，从而达到强效降糖效果的磺脲类口服降糖药，延缓碳水化合物吸收的α-葡萄糖苷酶抑制剂，能够提高胰岛素敏感性的噻唑烷二酮类药物等。但是，像α-葡萄糖苷酶抑制剂和速效胰岛素类的药物，如果不严格遵守服药时间和服药剂量，就会导致药效降低，或导致低血糖等不良反应。所以一定要严格遵守服药时间和服药剂量。如果用药时出现不良反应，请及时就诊。

另外，即使通过药物治疗使血糖得到了控制，一旦在饮食和运动方面放松，仍有可能造成血糖的再度上升。

相关阅读页➡P4、P24

开始服用药物前的治疗

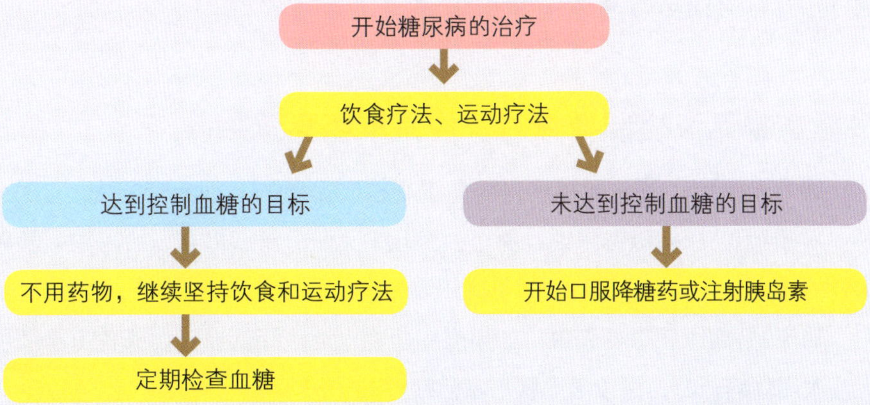

常见的口服降糖药

种类	常用药物
磺脲类	作用于胰岛β细胞，促进胰岛素分泌，降低血糖。常用药物有格列本脲、格列齐特、格列美脲等
双胍类	减少小肠对葡萄糖的吸收，同时提高肌肉对葡萄糖的利用，从而降低血糖。常用药物有二甲双胍等
α-葡萄糖苷酶抑制剂	抑制肠黏膜上的α-葡萄糖苷酶，延迟肠道内葡萄糖的吸收速度，改善餐后高血糖。常用药物有阿卡波糖（拜唐苹）、伏格列波糖（倍欣）等
格列奈类	起效快，作用消失快，能促进胰岛素的分泌。常用药物有那格列奈、瑞格列奈等
噻唑烷二酮类	适用于有胰岛素抵抗者。少量使用就能达到提高胰岛β细胞功能，提升葡萄糖利用度，降低血糖的作用。常用药物有吡格列酮（艾汀）等
肽基肽酶Ⅳ抑制剂	通过抑制肽基肽酶Ⅳ的活性，增加胰岛素的释放，同时抑制胰高糖素的分泌，有效降低空腹和餐后血糖水平。常用药物有西格列汀、沙格列汀、利格列汀、阿格列汀
钠-葡萄糖共转运蛋白2抑制剂	通过抑制肾脏近曲小管的钠-葡萄糖共转运蛋白2，减少葡萄糖的重吸收，增加尿糖排泄，从而降低血糖。常用药物有达格列净、恩格列净、卡格列净等

什么是胰岛素治疗

◉通过注射胰岛素来控制血糖

口服药物无法控制血糖时，应采取胰岛素治疗

胰岛素治疗，就是通过注射胰岛素来控制血糖的一种治疗方法。

对于1型糖尿病患者来说，由于胰腺几乎无法分泌胰岛素，所以注射胰岛素是其主要的治疗方式。一旦发病须尽早应用胰岛素，同时要注意预防低血糖的发生。

对于2型糖尿病患者来说，如果服用药物也无法降低血糖，或者由于怀孕等原因无法服用降糖药时，可以考虑胰岛素治疗。

掌握胰岛素制剂的特性，做好自我管理

有些人对胰岛素治疗敬而远之，实际上通过注射胰岛素可以快速使血糖达标，让被高糖毒性抑制的胰岛功能得到恢复，提高其恢复分泌胰岛素的可能。笔形胰岛素注射器针头较细，注射时的痛感也很轻，一次性使用非常便利。

对于1型糖尿病患者来说，可采用基础＋三餐前胰岛素注射的治疗方案。2型糖尿病患者可以采用每日注射两次混合胰岛素的方案。在进行胰岛素治疗时容易发生低血糖，甚至导致低血糖性昏迷。因此，注射胰岛素时须注意注射剂量和注射时间。

在进行胰岛素治疗时，要经常测量血糖并记录血糖值的变化，以便就诊时供医生参考。另外，还要注意每餐摄入碳水化合物、蛋白质和脂肪的比例要适宜。

相关阅读页➡P4、P32、P40

常用胰岛素制剂

1 速效人胰岛素类似物

诺和锐、优泌乐

注射后15分钟左右起效，药效强，药效持续时间为3～5小时。

2 短效胰岛素

诺和灵R、优泌林R等

注射后30分钟左右起效，药效维持6小时左右。

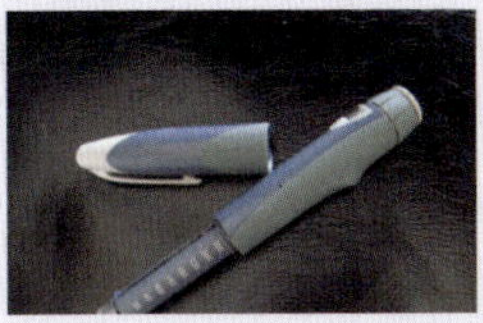

3 中效胰岛素

诺和灵N、优泌林N等

注射后约一个半小时见效，效果可持续24小时。

4 长效人胰岛素类似物

来得时等

注射后约1小时显效，在注射后24小时内都能维持一定的疗效。

5 预混胰岛素

诺和灵30R、诺和笔10R～50R、优泌乐笔25、50等

药效介于短效与中效之间，比中效的起效速度快，又比短效型的维持时间长。

胰岛素制剂的作用时间

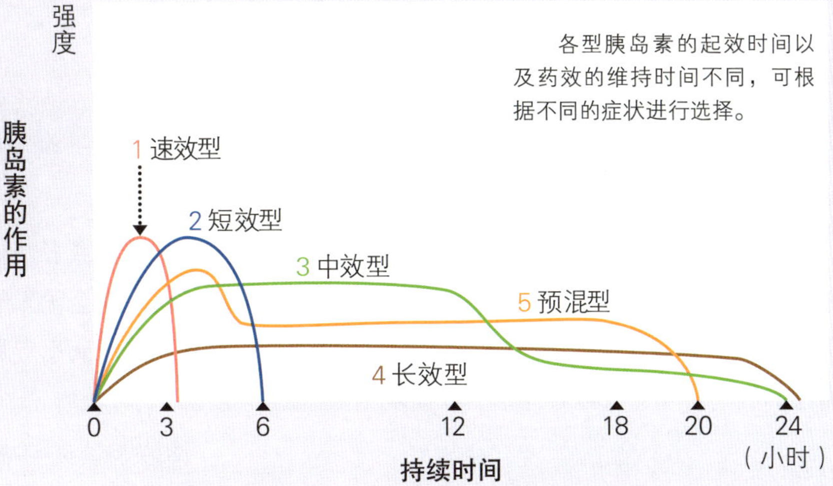

警惕低血糖

◉血糖过低会引发危险

进行药物治疗时，有可能出现低血糖

对于糖尿病患者来说，血糖低于3.9毫摩尔/升称为低血糖；对于非糖尿病患者来说，血糖低于2.9毫摩尔/升称为低血糖。另外，有些人血糖值虽然没有低于3.9毫摩尔/升或2.9毫摩尔/升，但血糖下降速度过快，也会有心慌、手抖、出汗等低血糖症状，叫作低血糖反应。服用降糖药或者注射胰岛素时药物剂量过大，或者没有掌控好用药的间隔时间，都有可能引起低血糖。应用降糖药物后，如果进餐量减少，也有可能引发低血糖。所以，掌握好进食量及进食时间对糖尿病患者来说非常重要。

一旦出现低血糖，患者会出现饥饿感、手脚发抖、出冷汗、心跳加速等症状。如果血糖继续降低，就会出现头晕、无力、嗜睡、眼花、言语不清、痉挛、意识模糊等症状，当血糖低于2.8毫摩尔/升以下时，就很可能出现意识丧失。如果长期出现低血糖，则会引起昏迷不醒等，严重时甚至会造成死亡。

一旦出现低血糖症状，要立即口服糖类食品

为了预防低血糖的发生，身边应常备糖果、葡萄糖、白糖或含糖饮料等，以便在低血糖发作时能第一时间口服。当低血糖症状缓解后，应先进食，再调整口服降糖药或者胰岛素的剂量。

当患者出现低血糖，但意识依然清醒，可以用水冲调葡萄糖或者白糖让患者喝下。如果患者已经陷入昏迷，不要强行让其喝糖水，否则可能会呛入气管，造成吸入性肺炎等。这时应第一时间打电话叫救护车。另外，糖尿病患者最好事先将自己的病情告知家人或者同事，以便发生低血糖时能得到及时救治。

相关阅读页➡P28、P30

低血糖的表现

自主神经症状
强烈的饥饿感、大量出汗、手脚发抖、心慌

↓

中枢神经症状
注意力低下、头晕、无力、困倦、眼花、口齿不清

↓

痉挛、意识不清

↓

低血糖昏迷

低血糖的应对方法

身边经常备一些葡萄糖、白糖或者含糖饮料。此外，最好随身携带病历手册，以便发生低血糖时能得到别人的及时救治。

意识清醒时

立即服用葡萄糖、白糖或者含糖饮料。

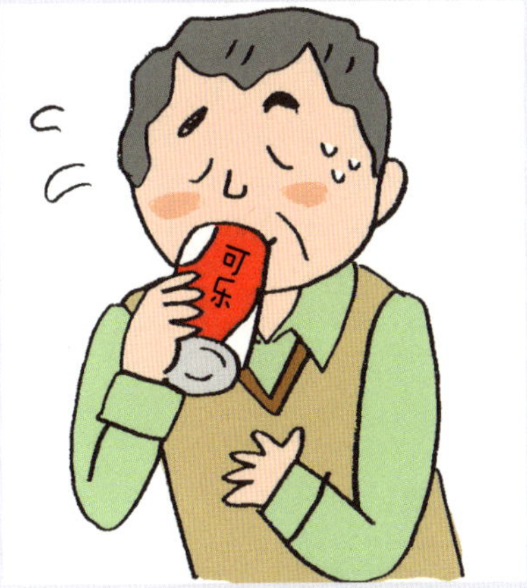

意识不清时

事先告诉身边的人，如果自己陷入昏迷状态时一定要叫救护车。

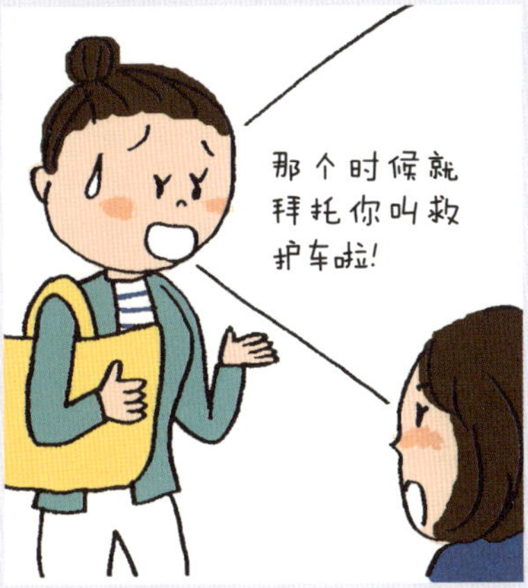

苹果型肥胖者易患糖尿病

◉肥胖不仅事关美丑，更关系到人体健康

女性多为梨型肥胖，男性多为苹果型肥胖

肥胖是造成高血糖的原因之一。肥胖分为周围型肥胖和中心性肥胖两种。

周围型肥胖是指脂肪聚积在小腹、臀部、大腿等部位，又称梨型肥胖，女性多见。中心性肥胖是指脂肪聚积在腹部肌肉内侧、腹部内脏周围，又称苹果型肥胖，男性比较多见。

中心性肥胖易造成胰岛素功效低下

容易造成高血糖的是中心性肥胖。构成内脏脂肪的脂肪细胞增多，就会分泌更多物质来降低胰岛素将葡萄糖转化为全身细胞活动能源的作用，造成胰岛素抵抗。

虽然脂肪细胞可以分泌一种有助于防止动脉硬化，也能促进葡萄糖储存于肝脏或脂肪细胞中的物质——脂联素，但是，肥胖的人脂联素的分泌反而减少，从而造成血液中的葡萄糖无法被身体利用，引发高血糖。

所以说，中心性肥胖不仅会增加糖尿病的患病风险，也是造成脂代谢异常、高血压、动脉硬化等病症的原因之一。

相关阅读页➡P4、P9、P26

肥胖的类型

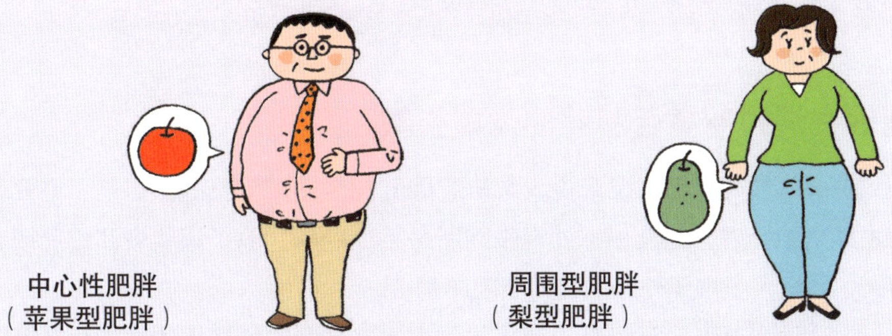

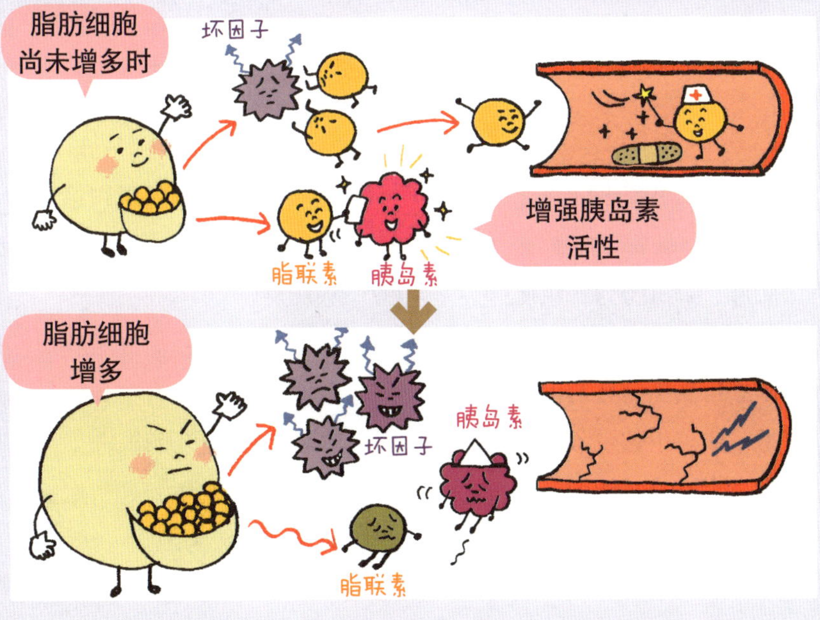

脂肪细胞可以分泌调节人体功能的物质，其中一种就是脂联素。它可以修复受伤的血管壁，提高胰岛素活性，帮助内脏脂肪燃烧。如果体内的甘油三酯堆积，造成每个脂肪细胞都肥大，作为有益成分的脂联素就会分泌减少，结果不仅造成血糖升高，还会因为血管壁无法得到修复而加速动脉硬化进程，增加患心肌梗死和脑梗死的危险。

怎样判断自己的肥胖程度

◉根据体重和身高判定健康程度

能够客观判断是否肥胖的体重指数

对于改善高血糖状况来说，解决肥胖问题是非常重要的。但是，究竟什么程度才算是肥胖呢？完全根据外观来判断是不准确的。除了那些极其肥胖或者瘦弱的人，一般人很难凭外观准确判断肥胖程度。

在这种情况下，可以采用计算体重指数来判断。虽然用体重指数判断时可能会存在误差，比如将肌肉较发达的情况判断为肥胖，或者某些人看似很瘦弱内脏脂肪却超标等。但这种计算方式能帮助我们从大体上把握自己的肥胖程度，可以作为一个大致基准。

了解自己的体重标准

体重指数的判断标准不同国家有所不同，目前世界卫生组织给出的亚洲成年人的标准是18.5~22.9为正常，≥23.0为超重，23.0 ~ 24.9为肥胖前期，25.0 ~ 29.9为一级肥胖，≥30.0为二级肥胖，≥40为三级肥胖。

如果你的体重指数已经达到超重范围，为了改善自身的健康状况，应控制体重，将体重指数控制在23以下。

但是，体重指数也不是越低越好。过于消瘦对健康也无益。

研究显示，当体重指数控制在22时，糖尿病、高血压、高脂血症、高尿酸血症、心脏病等发病概率最低。所以，最理想的体重指数为22。

相关阅读页➡P34

$$体重指数 = 体重（千克）÷（身高（米）× 身高（米））$$

例 体重70千克，身高1.7米。

$$70 ÷ (1.7 × 1.7) = 24.2$$

即体重指数为24.2

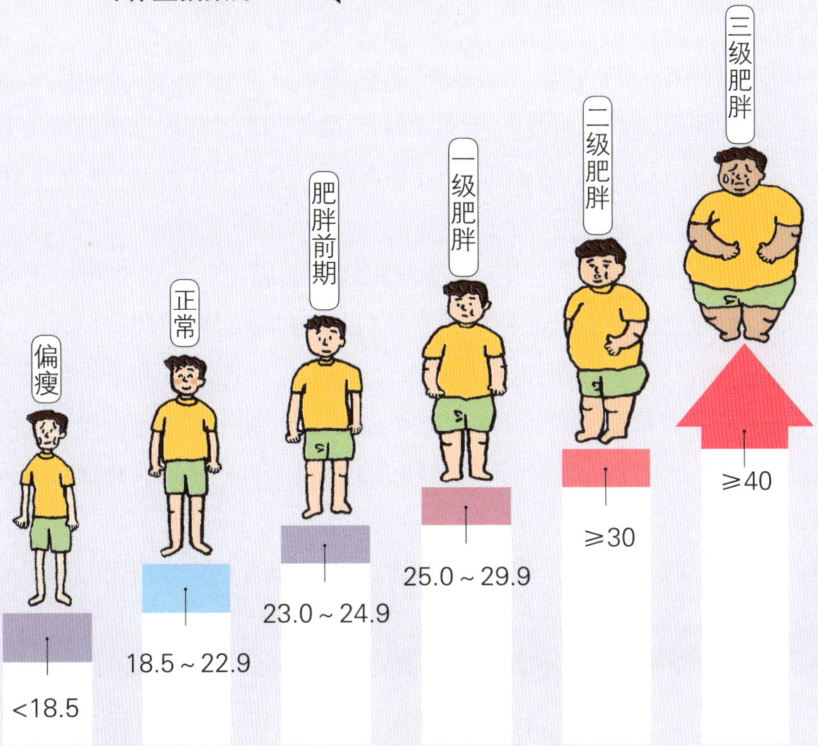

$$理想体重 = 身高（米）× 身高（米）× 22$$

例 身高1.7米。

$$1.7 × 1.7 × 22 = 63.58$$

糖尿病治疗新进展

◉新型内服药及胰腺移植等治疗手段陆续面世

新型口服降糖药DPP-4抑制剂

糖尿病的治疗一直在进步。最让我们关注的就是新型内服药投入临床使用的动向。

实际上，我们的肠道可以分泌促进胰岛素分泌的因子，这些因子统称为肠促胰素。这种肠促胰素的功效会因为DPP-4酶的作用而在短时间内消失。目前，欧美及日本等国已经研发出能够抑制DPP-4酶的药物（DPP-4抑制剂）并投入临床使用。

DPP-4抑制剂的特点在于，2型糖尿病患者服用后，血糖和糖化血红蛋白都会降低，而且很少出现低血糖症状。这与传统的糖尿病用药有很大区别。另外，DPP-4抑制剂在空腹时服用也不会刺激食欲中枢，不仅不用担心暴饮暴食造成体重增加，反而能够帮助减轻体重。传统的促进胰岛素分泌的药物如果长期服用会造成胰腺疲劳。而DPP-4抑制剂不但能够保护胰岛β细胞，而且还能增加人体β细胞的数量。

基于DPP-4抑制剂的上述优点，人们对这种新药的广泛应用充满了期待。

胰腺移植等新治疗手段陆续面世

不仅是药物，胰岛素持续皮下注射法、埋入型胰岛素治疗等胰岛素注射方面也出现了许多新技术。

另外，关于促进胰岛β细胞再生的研究也正在进行，而胰腺移植等技术在某些国家已经进入了临床实践阶段。

相关阅读页➡P4、P24、P32

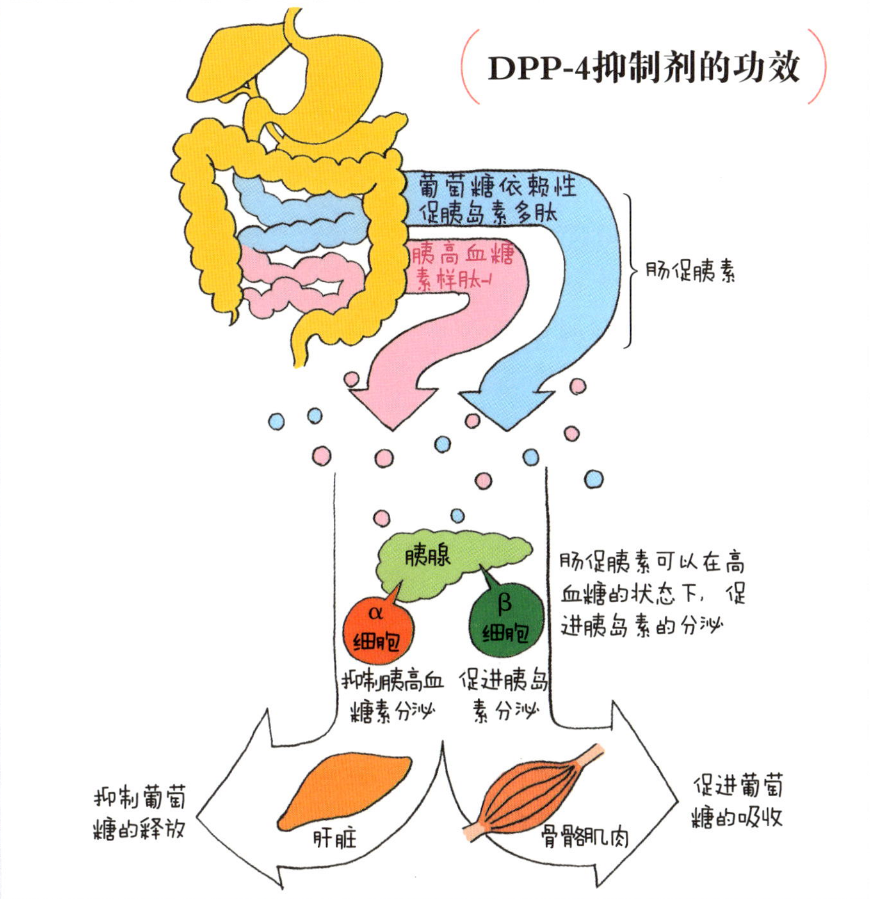

肠促胰素是指进食后肠道内分泌细胞分泌出的一种激素，主要包括胰高血糖素样肽-1和葡萄糖依赖性促胰岛素多肽。胰高血糖素样肽-1是由小肠下段的L细胞分泌的，而葡萄糖依赖性促胰岛素多肽是由小肠上段的K细胞分泌的。

一旦血糖上升，肠促胰素便会向胰腺传达增加胰岛素分泌的信号，同时向肝脏传达抑制葡萄糖生产的信号，以此来降低高血糖。这种加速胰岛素分泌的作用只能在血糖高的情况下实施，因此不易引发低血糖。

但是肠促胰素会被血液中DPP-4酶分解而丧失活性，所以其降糖效果会在几分钟之内消失。只要抑制了DPP-4酶的作用，肠促胰素便能持续发挥功效，从而降低血糖。

专栏

自我监测血糖有助于更好地诊治

为了有效控制血糖，自我监测血糖非常重要。

目前市面上可以进行自我测定的血糖仪有很多种，可以随时自己测量血糖。

无论是每天早晨测量一次，或者每周一次，又或者每个月一次，只要坚持测量，就会掌握血糖的变化情况，从而更好地控制血糖。

将每次测量的数值记录下来。为了全面了解血糖的变化情况，可每天测六次，分别是三餐前和三餐后两小时。同时也要记下每餐所吃的食物。如果有时间，睡前也可以再测一次。如果进行了运动，也请记录下来。

通过上面的监测记录，可以看出“什么情况下血糖会上升”“什么情况下血糖不会上升”。而把握血糖每一天的变动，了解血糖和饮食、运动的关系，也能帮助我们更好地控制血糖。

对于糖尿病患者来说，持续监测血糖可以更好地控制碳水化合物、蛋白质和脂肪的摄入。

另外，在就诊时带上平时的监测记录，有助于医生更好地诊治。

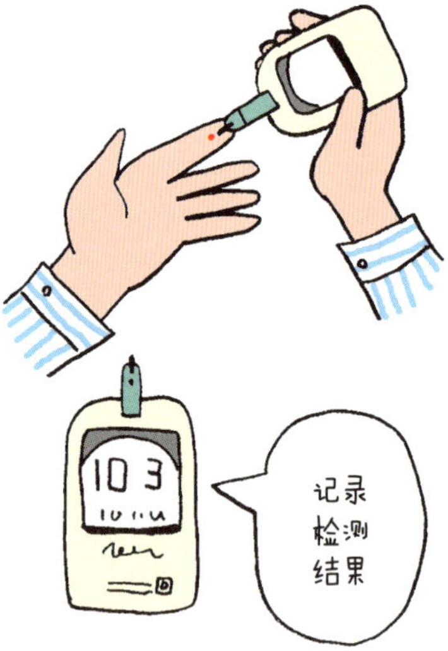

第2章

吃好喝好降血糖

饮食与糖尿病的关系密不可分。要想控制好血糖，不但要控制蛋白质、脂肪和碳水化合物的摄入，还要注意总热量的控制。另外，在进食时间、烹调技巧和进食方法等方面也要讲究。

好的饮食习惯可控制血糖

◉重视平时的饮食习惯及每天的进餐次数

控制血糖从重新审视自己的生活开始

一旦查出血糖偏高，很多人都想尽快将血糖降下来，却又不知道怎么降才好。

要想降低血糖，首先要了解造成高血糖的原因是什么。如果以前血糖都非常正常，只是从某个时期开始血糖才忽然升高，应该回想一下那个时期的生活习惯：是不是暴饮暴食了？是不是减少了运动量？是不是体重忽然增加了？是不是工作压力太大没有得到及时排解？是不是生活不规律？

许多日常生活习惯是引起高血糖的因素。所以要想控制血糖，就要从改善生活习惯做起。

实际上，糖尿病与饮食的关系极为密切。通过改变不良饮食习惯可以使血糖得到较好的控制。

均衡规律的日常饮食

首先，要重新审视平时的饮食习惯。

平时是不是经常暴饮暴食？是不是过度偏食？有没有经常在外就餐或者叫外卖的习惯？

经常在外就餐或者叫外卖，容易造成蔬菜摄入不足或者脂肪摄入过多。有些人认为某种食物对身体有好处，是健康食品，因而长期单纯摄取此类食物，这是不可取的。经常吃甜食的话，由于人体对蔗糖的吸收速度很快，会造成血糖的急剧上升。

其次，要重新审视每天的进餐次数。有没有每天只吃两餐，或者每天只吃一餐的习惯？有没有吃零食或者夜宵的习惯？或者在做饭的时候经常“偷吃”锅里的饭菜？

控制血糖的理想饮食方式是，多摄入富含膳食纤维、营养均衡的食物，保证每日三餐，并尽量在既定时间内进食，保障每餐摄入热量均衡。

正因为血糖与饮食的关系密切，所以改变饮食习惯能帮助控制血糖。

改变饮食方式，让自己活得更健康

只要吃东西，食物就会被人体消化、吸收，造成血糖暂时性升高。这是一种正常的生理过程。而此时问题的关键在于，升高的血糖无法顺利降下来。要改变这种状况，应选择不易使血糖频繁波动，或者经常升高的饮食方式。

控制血糖的基本方式有：

- 规律进食。
- 注意饮食的营养均衡。
- 饮食中增加一些不易被消化吸收的食物。

也就是说，我们维持上述健康饮食是为了更好地控制血糖。另外，还要适当“节食”，这种节食不是单纯的不吃饭，而是一种更健康的饮食方式。

相关阅读页➡P4、P46、P48

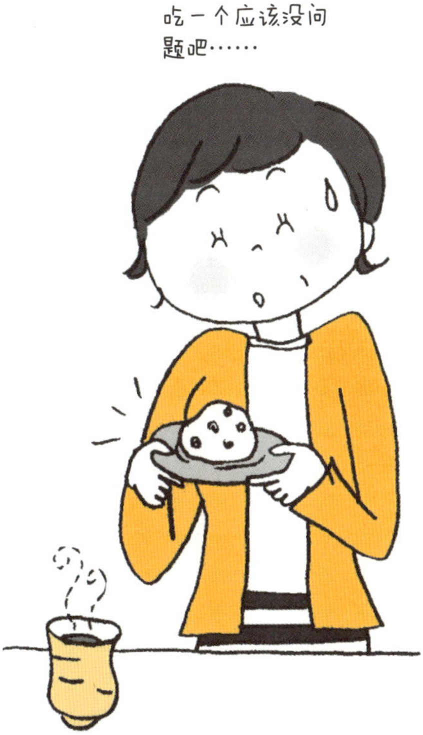

“只吃一点点，不要紧”，经常抱着这种想法吃零食，很容易使血糖升高哦！

预防糖尿病要控制热量的摄入

◉热量超标易导致肥胖和糖尿病

什么是热量

热量是人类生存必不可少的能源。热量的国际单位为焦耳，在营养学上常用“千卡”表示，1千卡相当于4.184千焦耳。

热量的摄入量是指我们摄取的食物在体内生成的能量；而消耗量则是指我们通过运动等消耗掉的能量。

热量主要来源于三大营养素：碳水化合物、脂肪和蛋白质。

1克碳水化合物和1克蛋白质均可产生4千卡热量，1克脂肪可产生9千卡热量。

每日所需热量因人而异

为了维持正常的生活，我们每天必须摄入一定的热量，以此来供应大脑和身体的需要。

当我们通过饮食来控制血糖时，并不是说吃得越少越好，重要的是根据每日生活所需的热量调整自己的饮食，避免摄入过多的热量。

每个人每日所需的热量是不同的。首先要知道自己每日摄入多少热量合适。

一般情况下，计算热量时要先根据身高算出自己的标准体重，然后判断是肥胖还是消瘦，再根据运动量（轻、中、重）来计算热量。在身高、体重相同的情况下，运动量越大，所需热量越高。

控制摄入量，增加消耗量

现代社会越来越发达，对于大多数人来说，在吃的方面基本都能满足自己的需求。而且由于交通更加便利，人们的运动量也在逐渐减少，使得食物的摄入量大多超过了消耗量，而这些超出的热量就会转化为脂肪堆积在体内，导致肥胖。

如果长期热量摄入超标，就会造成控制血糖的激素——胰岛素过度分泌，从而出现胰岛素抵抗。也就是说，胰岛素在体内的效用越来越低，身体对胰岛素的反应越来越迟钝。因此，要控制热量的摄入，并保持理想的体重。

此外，增加热量的消耗也同样重要。如果只是单方面控制食物摄入量，不仅会造成体脂肪的下降，也会造成肌肉萎缩。只有适量进食加上合理运动，才是控制血糖的最佳途径。

相关阅读页➡P4、P6

每日摄取多少热量为宜*

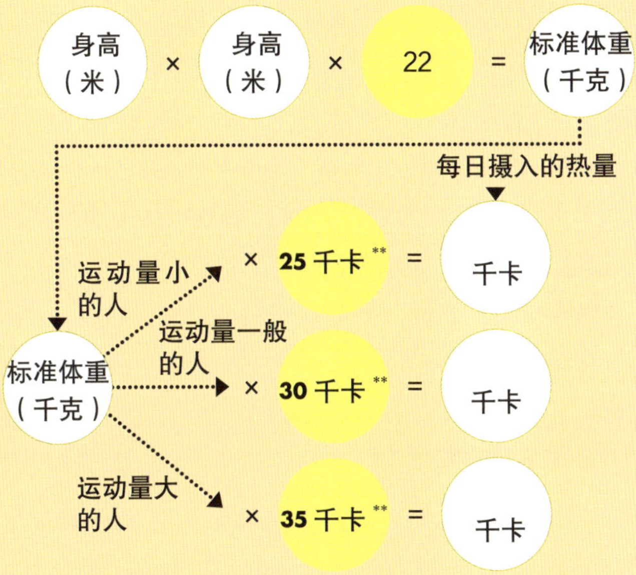

* 此方法是以标准体重为基础计算，由于个人体质、疾病等不同，热量的适宜摄取量也不同，建议在医生的指导下加以调整。

** 表示每日每千克体重所需的热量。

进食的理想时间

◉每日三餐，每餐都在固定时间进食才是理想状态

每顿饭之间间隔过长会给人体造成负担

早饭、午饭、晚饭，一日三餐你都在好好吃吗？

很多人有不吃早饭的习惯，觉得少吃一顿饭有助于减肥，其实这样做对人体是无益的。

首先，不吃早饭会使人饥饿感上升，以至于午饭吃很多。而这样一餐吃进过多食物，会给胃肠造成负担。

而且，如果每餐之间间隔过长，身体就会进入饥饿状态。这样一来，下一餐吃进去的食物便会被当作多余的热量以脂肪的形式储存起来。

此外，在饥饿、血糖大幅度下降的状态下进食，体内的血糖会急剧上升，为了防止血糖的上升，胰岛素便会大量分泌。胰岛素的大量分泌一方面给胰腺带来负担，另一方面会因为血糖下降很快觉得饥饿，缩短与下一餐的进食时间，容易造成暴饮暴食……如此反复，形成恶性循环。

由上可见，尽量养成每天在同一时间段进餐的习惯，这样才能建立良好的生理节奏，减轻人体的负担。

无论多忙，一定要坚持吃早饭

吃早饭不仅会使人体变暖，大脑思维也更加活跃，让人从早上开始就充满活力。

如果你没有吃早饭的习惯，可以从吃一些简单的食物开始。最初可以是一杯牛奶，然后再一点点增加。如果觉得自己平常蔬菜吃得不够多，可以喝一碗放有蔬菜的汤。如果早饭现做时间仓促，可以提前一天做好，第二天早晨加热一下即可。另外，吃完早餐间隔一会还可以吃些水果补充维生素。

睡前不宜进食

我们常听人说“睡前吃东西不好”，这究竟是为什么呢？

晚上当人入睡后胃肠虽然还在继续工作，但是晚间的胃肠活动与白天频繁的消化、吸收模式不同，晚上胃肠功能基本进入半休息模式。

如果经常在睡前吃东西，夜间睡眠时胃肠仍处于较强的活动状态，就会使人无法熟睡。而且吃下去的食物很难被完全消化，容易遗留到第二天，影响早上的食欲，这样就会形成恶性循环。

不仅如此，由于睡眠期间热量的消耗较少，吃进去的剩余热量就会转化成脂肪储存在体内，导致肥胖。

因此，晚餐最好在睡前两三个小时结束。如果工作到很晚，可以在晚饭前先吃一点食物垫底儿，回家后再吃些比较清淡且容易消化的食物。牛奶和水果都是很好的选择。

相关阅读页➡P4

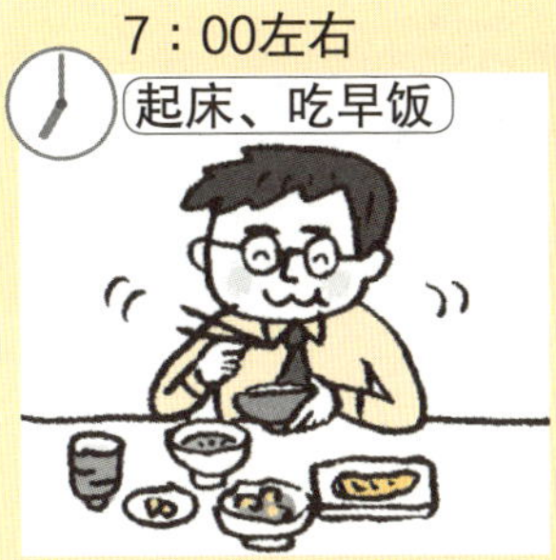

只要晚上不进食太晚，第二天的早饭就可以吃好。

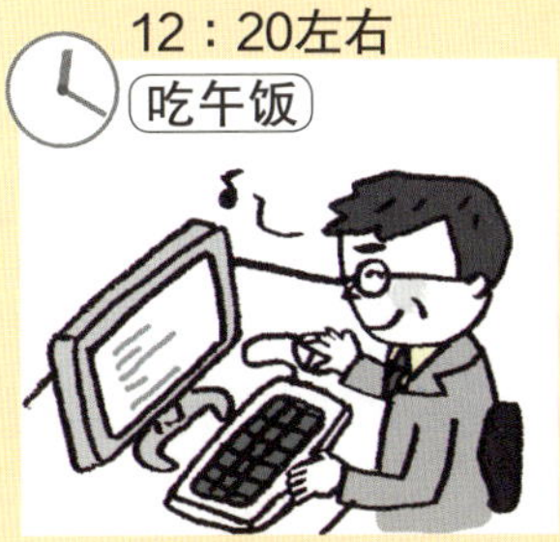

吃午饭可以为我们提供下午活动所需能量。

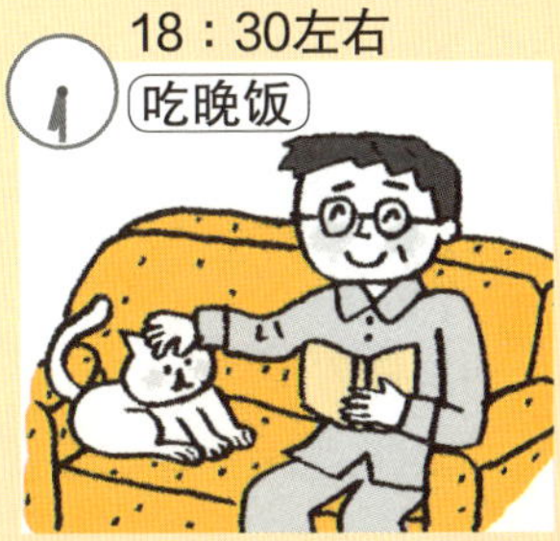

晚饭早点吃，这样晚上放松的时间就会增加，也有助于缓解压力。

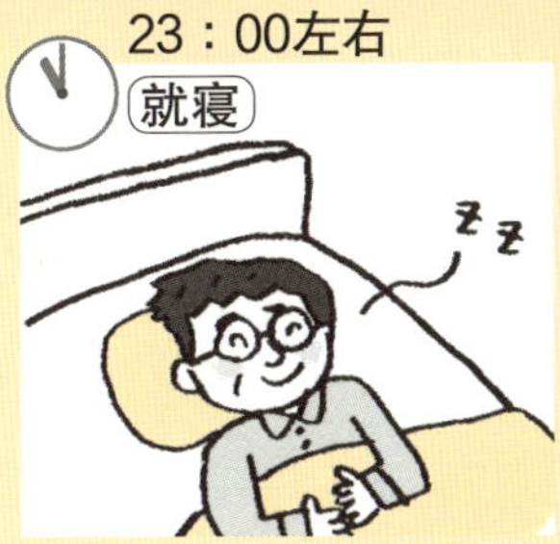

由于没有给胃肠增加额外负担，所以可以获得一个高质量的睡眠。

如何达到营养均衡

◉对于降血糖来说，饮食营养均衡非常重要

适量摄取人体必需的营养素

人体主要是靠从食物中获取的营养来维持正常活动的。

人体所需的物质不仅仅是热量。要将摄入身体中的三大营养素（碳水化合物、脂肪、蛋白质）转化为热量，还要有维生素和矿物质的辅助，而要将体内不需要的代谢产物排出体外，也需要膳食纤维的帮助。

人体所需的营养素多种多样，而每个人每天需要摄入的量也不尽相同。

营养均衡的膳食，是指通过适量饮食，摄入人体所需的多种营养成分。某一种营养成分摄入不足，或者摄取过多，都不能称为营养均衡。

营养均衡不必单看某一餐，要以两三天的跨度来衡量

由于我们每一餐能摄入的食物量和食物种类有限，每次进食都要达到完美的营养配比是不太可能的。

所以我们希望大家能够实行的，是以一日三餐为前提，这顿饭无法满足的营养由下顿饭来补足，以此达到一天的总体平衡。

如果经常在外就餐、时不时吃些零食，或者是一忙起来就顾不上吃饭……这样很难维持每日的营养平衡。这种情况下可以以两三天为跨度来维持营养平衡。

控制血糖不是一朝一夕的事。而且即使血糖下降了，也不能马上恢复到原来的生活状态。因此，长期坚持营养均衡的膳食非常重要。

主食、主菜、配菜按3：1：2的比例进行配比

那么，为了实现膳食的营养均衡，我们该吃些什么呢？对身体有益的食物很多，而其中需要特别摄入的六类营养素是：碳水化合物、脂肪、蛋白质、维生素、矿物质和膳食纤维。

大致来说，这些营养素都是通过以下形式被我们摄入的。

碳水化合物大多来自米饭、馒头、面包等主食；脂肪和蛋白质主要来自以肉、鱼、蛋、大豆制品等为主的主菜；而维生素、矿物质和膳食纤维主要来自被我们称作配菜的蔬菜和水果。

我们可以记一个非常简单的调节营养均衡的方法，就是将主食、主菜和配菜按3：1：2的比例进行配比，再摄取些许水果及乳制品来补充维生素和矿物质的不足。

主菜和配菜的1：2，是指以肉或鱼为主的大菜一份，配上蔬菜类菜肴两份。

此外，可以再加一份放有很多蔬菜的汤类。这样不仅能补充水分，还可以更快获得饱腹感。

再有，可以在早饭、午饭或晚饭的任何一餐中添加一些乳制品，保证每天一次。较简单的方法就是将汤换成牛奶就可以了。

相关阅读页➡P42、P44

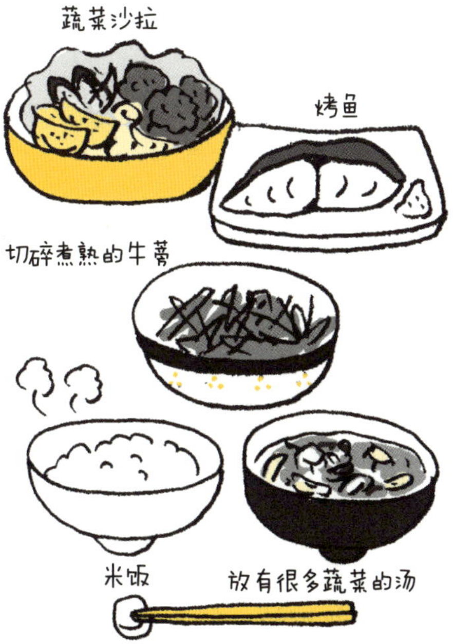

实际上，传统的“三菜一汤”是非常理想的营养均衡膳食。

如何获得饱腹感

◉能否获得饱腹感，进食方式很重要

让我们感知空腹和饱腹的大脑运行机制

空腹或者饱腹，是通过大脑发出的信号而被我们感知到的。我们进食的时候会造成血糖上升，胃也会因为有食物进入而开始蠕动。这样一来，大脑的饱食中枢就会受到刺激产生饱腹感，并发出“已经吃饱了”的信号。

而我们会感到“肚子饿了”，是因为体内的能量被消耗后使得血糖降低，胃里一空就会刺激大脑的食欲中枢，然后我们就会感到饥饿，大脑也会发出“想要吃”的信号。

所以，为了让自己感觉到“已经吃饱了”，就必须刺激大脑的饱食中枢。

为了防止暴饮暴食，我们可以利用饱食中枢的作用机制。首先，可以从“慢慢吃”开始。

放慢进食速度，每餐控制在20分钟以上

一般来说，从开始进食到有饱腹感大约需要20分钟的时间。当食物进入口腔、咀嚼动作一开始，唾液便会分泌。而且，从食物和唾液一起进入到胃里的那一刻开始，胃肠就开始活跃。只有这种活动刺激传递到大脑，人才会产生饱腹感。而到达这一步大约需要20分钟。

在日常生活中，很多食物都是柔软且不用多加咀嚼的，所以就算吃得不是太快，基本上也会在20分钟之内吃完。而这样的结果就是，胃里已经被塞得满满的，大脑却残留着没吃饱的饥饿信号，这时我们就会想再找点什么东西来填补一下。

此外，细嚼慢咽也非常重要。吃牛蒡或者藕等食物时，我们自然会增加咀嚼的次数，这样也就在无形中减慢进餐的速度。这类食物不但能带来饱腹感，还会带来满足度较高的进餐体验。

细嚼慢咽是消化过程的第一步

细嚼慢咽可以减轻胃肠的负担。因为通过仔细咀嚼后，进入到胃里的食物实际上是已经被唾液在一定程度上消化过的状态。

试想，大冰块和小冰块哪一个更容易融化？当然是小冰块。食物在胃里的消化也与之类似。被咀嚼成小块的食物会很快被胃肠消化、吸收。如果只粗粗咀嚼几下，在食物还没有被完全咀嚼透时就咽下，这些像大冰块一样的食物就会直接进入到胃中。

如果进入到胃内的这些食物是油炸类等含油比较多的食物，那么胃所承受的负担就会更大。即便是红豆沙，如果不仔细咀嚼而整块咽下，也会感到不适。

而且，通过细嚼慢咽，咀嚼动作会对大脑产生刺激信号，促进大脑活性物质的分泌，达到提升注意力的效果。

相关阅读页➡P64、P76

细嚼慢咽的好处还有

预防龋齿

唾液中含有能促进牙釉质再生的成分，可以预防龋齿。

帮助消化

将碳水化合物分解成单糖，帮助胃肠消化。

保护口腔黏膜

唾液中含有促进细胞分裂的成分，可以治疗口腔内伤口，保护黏膜。

自我净化作用

带走牙齿、舌头、黏膜上附着的污物，保持口腔内部清洁。

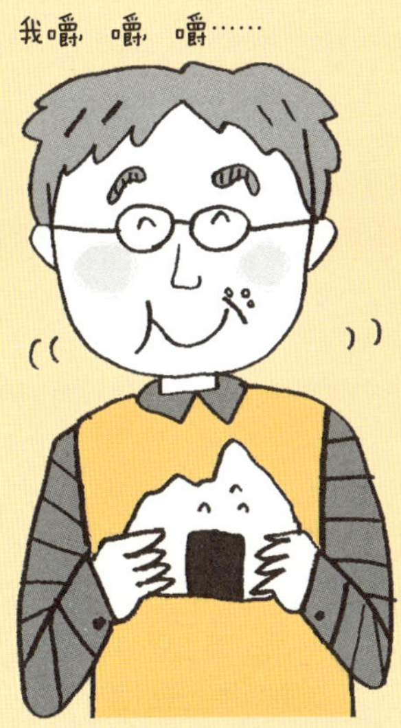

巧妙摄取碳水化合物

◉碳水化合物虽然易使血糖升高，但不能过度控制

不甜的食物也含有糖类

生活中我们是不是常把糖类简单地认为就是白糖或红糖类的食品呢？

从营养学的角度来说，糖类就是指三大营养成分之一的碳水化合物。碳水化合物的组成成分中包含碳、氢、氧三种元素，而单糖是构成碳水化合物的最小单位。多个单糖分子相互链接形成低聚糖，10个以上单糖分子链接则会形成多糖。

单糖和低聚糖在食糖和水果等甜味食品中含量丰富，多糖则多存在于米饭、馒头、面包等淀粉含量高的食物中。但是无论哪种淀粉类食物，都会在体内被分解成单糖，由小肠吸收后再经由肝脏运至全身。

葡萄糖作为单糖的一种，由小肠吸收进入血液后，经由血液运转到各个细胞后即被细胞吸收，产出热量。它也是维持大脑活动的主要能量来源。

从生理角度来说，碳水化合物分为两大类：一类是能在体内被消化和吸收的碳水化合物，如淀粉等糖类；另一类则是难以被消化吸收，亦无法成为能量来源的纤维素、果胶等。因此，我们平时所说的糖类一般是指谷物、淀粉等碳水化合物。

巧妙摄取碳水化合物的方法

在人体每天所需的热量中，有50%～70%是从碳水化合物中获得。但是，我们必须注意摄入的碳水化合物种类。

甜味食物中单糖和低聚糖含量很高，由于其消化吸收迅速，容易使血糖快速升高，所以不宜一次摄入过多。与之相比，淀粉中所含的多糖使血糖上升的速度较慢。虽然如此，过多摄取多糖类物质也是不可取的。

而同属碳水化合物的纤维素、果胶等则性质完全不同。纤维素能够抑制餐后血糖的急剧上升，所以将其与上述食物搭配食用是比较好的饮食方式。

另外，如果一味担心血糖上升而过度控制碳水化合物的摄入，那么作为大脑能量来源的葡萄糖含量就会降低，从而使人注意力低下，易疲劳。所以对碳水化合物的控制，适量是最重要的。

相关阅读页➡P2、P83

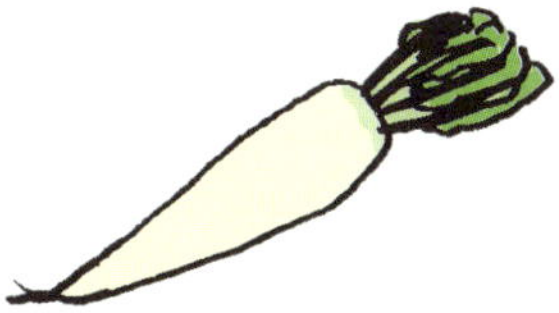

碳水化合物含量较高的食物

热量 / 碳水化合物的含量：100千卡 / 10克

精白米米饭

120克（1小浅碗）

200千卡 45克

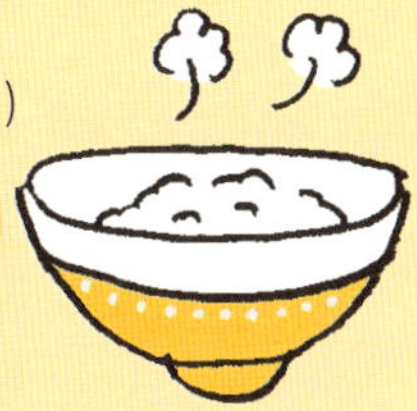

乌冬面

240克（煮熟，1块）

250千卡 52克

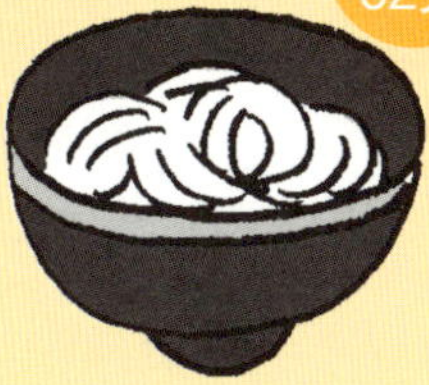

面包

90克（1片）

240千卡 42克

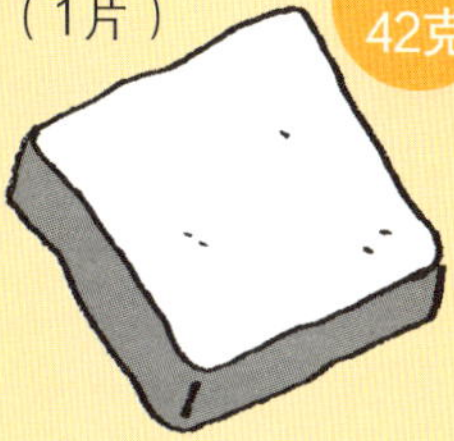

土豆

50克（1个）

40千卡 9克

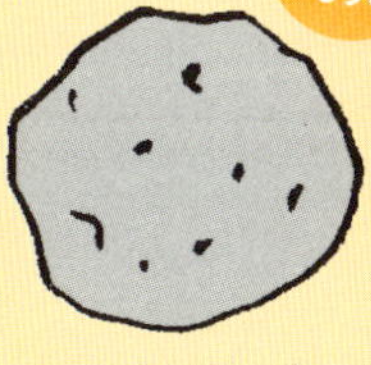

荞麦面

300克（煮熟，1块）

340千卡 66克

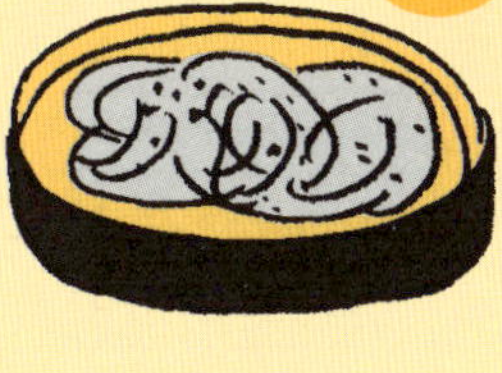

西洋南瓜

200克（1/8个）

180千卡 41克

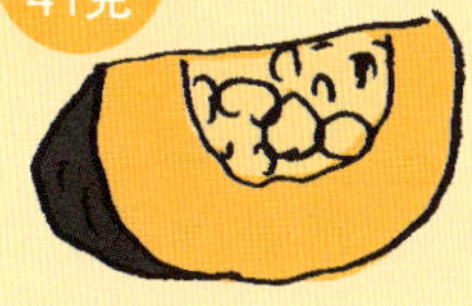

红薯

200克（1根）

260千卡 63克

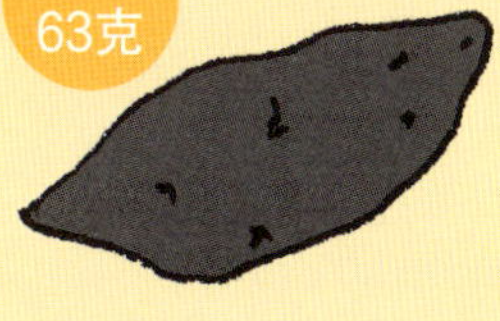

脂肪可通过正常饮食获取

◉控制好饱和脂肪酸和不饱和脂肪酸的摄入平衡

饱和脂肪酸和不饱和脂肪酸

脂肪和蛋白质都是构成人体组织的重要组成部分。除参与正常的生理功能外，多余的脂肪会储存在人体内，为长时间运动或血糖下降等急需时做储备。

脂肪的主要构成成分是脂肪酸。脂肪酸根据构造不同分为饱和脂肪酸和不饱和脂肪酸。

饱和脂肪酸多存在于肉类、牛奶及乳制品、蛋类中。如果摄入过多，会增加人体血液中甘油三酯和胆固醇的含量，加速动脉硬化进程。不饱和脂肪酸多存在于植物油、坚果类、鱼类等食物中，可以改善人体脂肪的代谢。

综上所述，不饱和脂肪酸和饱和脂肪酸相比，不饱和脂肪酸对人体更加有益，但是由于其容易氧化，所以需要在新鲜状态下摄取。

必要的脂肪可通过正常饮食获取

饱和脂肪酸和不饱和脂肪酸一样，如果严格控制其摄入量，会造成体内脂溶性维生素的吸收率降低，体温下降。所以重要的是要适度摄取。像所谓的“无油减肥餐”这种完全不摄入油脂的饮食是不益于身体健康的。

话虽如此，油脂毕竟是一种高热量营养素。即便是对身体有好处的不饱和脂肪酸，其热量也很高，不应过量摄入。

如果油脂类摄入过量，不仅会造成体脂肪增多引发肥胖，多余的脂肪还会沉积在血管内，如果长期放任不管，会使动脉变窄，血管壁变硬，最终导致动脉硬化。不仅如此，还会引发高血压和脂代谢异常，而心肌梗死和脑梗死的危险性也会因此增加。

脂肪不只存在于肉、鱼、蛋、乳类食物中，在芝麻、花生等食物中也都存在。因此，在日常生活中不用刻意摄取脂肪，只要正常饮食就可以满足脂肪的获取。

脂肪应控制在每日总热量的20%～25%

我们通过饮食摄入的脂肪包括食物本身含有的脂肪和在烹调过程中使用的烹调油中所含的脂肪两种。

人体每天通过饮食摄入的脂肪量，最理想的比例应该是占每天摄入全部饮食所含热量的20%～25%。近年来由于饮食方式的改变，食物中鱼类以外的动物性脂肪，如肉类、黄油或生奶油等摄取量逐渐增加，摄入脂肪的比例大多高于理想的摄入量。因此，在平时的饮食中应注意调整。

另外，要尽量控制饱和脂肪酸的摄入，多摄取含不饱和脂肪酸的新鲜食物。减少烹调时使用的食用油量。

相关阅读页➡P8、P26

脂肪含量较高的食物

食物名称	重量（克）	脂肪含量（克）	脂肪酸	
			饱和脂肪酸	不饱和脂肪酸
牛腩	50	15	7.4	6.8
猪肋条肉	50	28	11.6	14.2
豆豉鲮鱼	100	33	8.5	21.7
午餐肉	100	30	10.5	17.8
山核桃（熟）	50	32	2.0	28.8
杏仁（熟）	50	29	3.3	24.7

蛋白质是人体组织的重要成分

◉既是构成内脏和血液的主要原料，又能转化成能量

蛋白质既能构成人体组织，也是人体的能量来源

蛋白质是三大营养素之一。

蛋白质是人体组织的重要组成部分。蛋白质除了参与构成肌肉、内脏、皮肤、头发等有固定形态的组织外，还是血液、各种酶、激素等物质的原材料。蛋白质在人体内所占的比例仅次于水分，约占人体体重的20%。

而且，在碳水化合物和脂肪含量不足的情况下，蛋白质也可以转化成能量供人体使用。也就是说，蛋白质也是热量的来源之一。

蛋白质是由多种氨基酸按照不同的比例组合而成的。氨基酸的种类达20多种，其中有8种是人体自身无法合成的必需氨基酸。只要通过饮食适当摄入这几种氨基酸，其他氨基酸大多可以通过人体自身合成。

蛋白质食物进入体内后被消化分解成氨基酸，然后被肠道吸收，再重新组合成能被人体利用的蛋白质。同时，随着新陈代谢的进行，大脑、心脏、肝脏、血管等不停地生成新的组织来替代旧的组织。我们的指甲和头发会变长、皮肤会产生体屑，都是新陈代谢的结果。

避免过量摄入，也有控制血糖的效果

正常摄入蛋白质并不一定会造成血糖的升高。但是如果抱着“蛋白质是身体之本，对身体是必需的”想法大量摄入肉、鱼等动物性食物，在摄入蛋白质的同时，有可能会使脂肪的摄入超标。

另外，不吃主食只吃鱼肉也是造成蛋白质摄取过量的原因之一。比如在喝酒的时候，有时候会选择生鱼片、炸鸡、芝士等作为下酒菜。这种饮食不仅会导致肥胖，也会给肝脏及肾脏带来负担。

理想的蛋白质摄入量

理想的饮食状态是每日摄取的热量中，15%～20%为蛋白质。一般来说，成年人每日需摄入的蛋白质为60～80克。

牛肉、猪肉、鸡肉等动物性食物中的氨基酸含量虽然很高，但同时饱和脂肪酸的含量也很高。而大豆等食物中所含的植物性蛋白质，虽然其氨基酸的含量不如动物性食物中的氨基酸含量高，却可以避免脂肪的过多摄入。所以，在平时的饮食中要注意动物性蛋白质和植物性蛋白质的平衡摄入。

而且，如果在摄取碳水化合物类食物的同时摄入蛋白质类食物，可以减缓碳水化合物的吸收速度，有效抑制血糖的快速上升。

相关阅读页→P54、P83

蛋白质含量丰富的食物

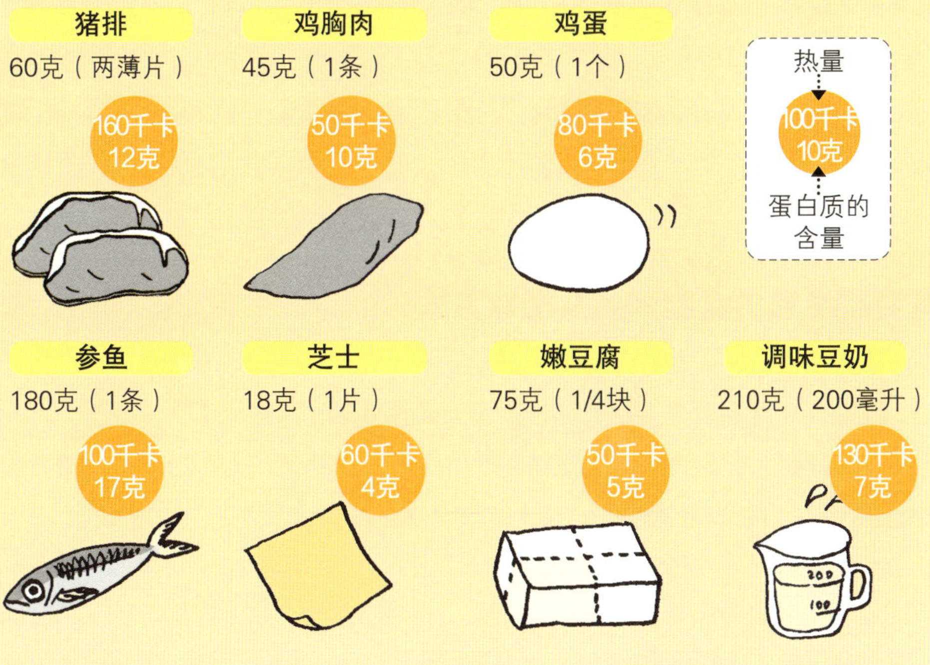

维生素是体内的“润滑剂”

◉维生素A和维生素C可预防糖尿病引起的白内障

维生素是人体必不可少的“润滑剂”

维生素是协助三大营养素——碳水化合物、蛋白质、脂肪在体内运作，具有“润滑剂”性质的营养素。此外，维生素还有帮助其他营养素吸收等辅助功效。

一般情况下，人体所需的维生素约有13种，因大多数无法在体内自身合成或合成量不能满足人体所需，所以需要从食物中获取。与一种维生素单独起作用相比，在维生素整体摄入都比较充足的情况下更能发挥作用，所以维生素的全面、适当摄取是非常重要的。

如果高血糖状态一直持续，血管壁就会变弱，容易受损，血液循环也会变差，从而给全身的血管造成很大的压力。在这种状态下，身体内的活性氧就会增加，损伤人体的血管和细胞。此时，能够保护血管和细胞不受活性氧损伤，有“除锈”作用的β-胡萝卜素、维生素C、维生素E等抗氧化物就可发挥其保健作用了。β-胡萝卜素会在体内转化为人体所需的维生素A。维生素A和维生素C可以提高人体免疫力，并能预防糖尿病引起的白内障。维生素E可以保护容易受到氧化侵蚀的细胞膜及血管壁，能够防止细胞的老化，减轻血管和细胞的负担。

各种维生素的食物来源及摄取方式

● 维生素A和β-胡萝卜素

在动物肝脏和黄绿色蔬菜中含量丰富。维生素A是脂溶性的，所以适合和油性食物一同摄入。但要注意，像动物肝脏类的食物只能适量摄取。如果需要大量补充维生素A，可以选择含有丰富β-胡萝卜素的黄绿色蔬菜。

● 维生素C

蔬菜和水果中含有丰富的维生素C。由于维生素C为水溶性的，所以长时间浸泡在水中容易造成其流失。另外，加热也会造成约一半的维生素C流失，所以食用时最好减少加热的时间，或者直接生吃。不过土豆是个例外，土豆中的维生素C因为被淀粉包裹着，所以加热后很难被破坏。即便如此，由于维生素C的水溶性质没有变，所以如果将土豆拿来炖煮，最好连汤一块儿喝掉。

● 维生素E

杏仁等坚果类，葵花籽油等植物油中维生素E的含量较丰富。维生素E可有效提高β-胡萝卜素和维生素C的抗氧化功效，所以坚果和胡萝卜、小白菜等黄绿色蔬菜一起食用，可以取得更好的功效。

虽然维生素E对人体有很多益处，但摄入太多含维生素E的食物容易导致热量和油脂超标。因此，在选择食用油的时候宜挑选含维生素E比较高的油类。

相关阅读页➡P9、P48、P83

	食物名称	重量	热量	含量
维生素A含量较高的食物	胡萝卜	30克（3厘米长）	10千卡	204微克视黄醇当量*
	菠菜	75克（1/4把）	15千卡	260微克视黄醇当量
	鸡肝	45克（一只鸡的肝脏）	50千卡	6300微克视黄醇当量
	酱烤鳗鱼	50克（小鳗鱼半条）	150千卡	750微克视黄醇当量
	蛋黄	18克（1个）	70千卡	90微克视黄醇当量
维生素C含量较高的食物	西兰花	60克（1/4棵）	20千卡	70毫克
	小白菜	75克（1/4把）	10千卡	30毫克
	柿子	160克（1个）	100千卡	110毫克
	草莓	50克（4粒）	20千卡	30毫克
	猕猴桃	100克（1个）	50千卡	70毫克
维生素E含量较高的食物	杏仁（干）	20克（10粒）	120千卡	6毫克
	葵花籽油	13克（1大勺）	120千卡	5毫克
	酱烤鳗鱼	50克（小鳗鱼半条）	150千卡	3毫克
	黄尾鱼	100克（1块）	260千卡	2毫克
	西洋南瓜	100克（1/4个）	90千卡	5毫克

* 译注：微克视黄醇当量是一种计量单位，其含义是包括视黄醇和β-胡萝卜素在内的具有维生素A活性的物质所相当的视黄醇量。

矿物质与人体新陈代谢关系密切

◉矿物质可以辅助神经和肌肉的正常运作

矿物质的需求量虽小，作用却很大

人体在消化、吸收食物时需要各种酶的参与，而矿物质的作用就是提高各种酶的活性。虽然人体需要矿物质的量很少，但是如果摄入不足就会引发一系列健康问题，因此也要像摄入维生素一样，从食物中适当摄取矿物质。

矿物质有很多种。钙是构成人体骨骼和牙齿的原料，铁是构成血红蛋白和肌红蛋白的成分，这两种矿物质均可从日常的饮食中摄取到，但都要适量摄入。另外，由于食盐中含有大量的钠，加工食品中含量较多的磷，目前人们对这两种矿物质的摄入呈现出过量的倾向，需加以控制。

如果想通过调整饮食达到控制血糖的目的，既需要调整矿物质的摄入量，又需要保持各种矿物质之间的摄入平衡。

铬、镁、锰关系到人体新陈代谢

在饮食中需要注意摄入的是铬、镁和锰。这三种矿物质直接关系到人体的新陈代谢，因此应在保持饮食平衡的基础上适量摄取。

● 铬

保证糖类和脂肪的代谢，可以促进胰岛素在体内充分发挥作用。

铬分布于很多食物中，但是在精加工的过程中容易大量流失，因此，喜欢食用精加工食品者，应预防铬的摄入不足。

● 镁

镁参与胰岛素的合成，也可预防动脉硬化。而且，如果镁摄入量不足，体内的很多酶无法发挥正常功效，血糖也不能得到很好的控制。

镁在食物精制的过程中容易大量流失，所以在选择大米时最好选糙米而不是精白米；面包最好选胚芽面包而不是精白面粉制作的面包。

● 锰

锰是胰岛素合成过程中不可或缺的元素。

锰和上述两种矿物质一样，在糙米和粗加工谷物等食物中的含量比精加工食物高。

获取矿物质的简易方法

很多矿物质在食物精制的过程中容易流失，要想预防这一点，就要注意选择食用未经精加工的食品。

在控制血糖方面，可以多吃海藻类食物。海藻中含有多种矿物质。多摄取海藻类食物，既能增加矿物质的摄入量，又能促进胰岛素的合成。

相关阅读页➡P5、P9、P64、P72、P83

	食物名称	重量	热量	含量
含铬较多的食物	糙米饭	120克（一小浅碗）	200千卡	13微克
	青海苔	2.5克（一大勺）	4千卡	12微克
	干海带	2克（一大勺）	2千卡	2微克
	鸡蛋	50克（1个）	80千卡	6微克
含镁较多的食物	糙米饭	120克（一小浅碗）	200千卡	40毫克
	牡蛎	50克（去壳，4个）	30千卡	33毫克
	金枪鱼（红肉）	100克（5块）	125千卡	27毫克
	纳豆	50克（1盒）	100千卡	50毫克
含锰较多的食物	糙米饭	120克（一小浅碗）	200千卡	1.3毫克
	精白米饭	120克（一小浅碗）	200千卡	0.4毫克
	嫩豆腐	100克（1/3块）	70千卡	0.4毫克
	杏仁	20克（10粒）	120千卡	0.5毫克

膳食纤维是胃肠道的“清洁工”

◉膳食纤维能够改善肠内环境

膳食纤维是胃肠道的“清洁工”

膳食纤维属于碳水化合物，是食物中较难被消化，且不易被体内消化酶分解的一种成分。虽然膳食纤维不能作为能源被人体加以利用，但其作为人体的有益营养素逐渐受到人们的关注，被称为人体的第六营养素。

膳食纤维分为水溶性和非水溶性两种，无论哪种，均具有吸附体内有害物质，并将其排出体外的作用。

谷物、薯类、豆类、蔬菜、菌类等食物中含有丰富的非水溶性膳食纤维。非水溶性膳食纤维在胃肠道吸收水分后膨胀，使大便变软变松；同时促进肠道蠕动，有利于排便。此外，非水溶性膳食纤维还可以增加肠道内的益生菌，改善肠内环境。

水溶性膳食纤维可以防止餐后血糖急剧上升

海藻、魔芋、水果等食物中含有丰富的水溶性膳食纤维。水溶性膳食纤维通过减缓身体对葡萄糖及胆固醇的吸收，将多余的钠排出体外等方式，达到预防高血糖、高胆固醇、高血压以及动脉硬化的功效。另外，水溶性膳食纤维吸水膨胀后呈凝胶状，能够延缓葡萄糖的吸收，防止餐后血糖急剧上升。因此，在平时的饮食中，尽量选择富含膳食纤维的食物，比如滑滑的、黏黏的海藻食物等。

另外，富含膳食纤维的食物由于有嚼劲，容易使人获得饱腹感，因此具有防止饮食过量的作用。

适量摄取膳食纤维可预防大肠癌

近年来，人们对饮食中富含膳食纤维的蔬菜与水果的摄取量正逐年减少，而对肉类、蛋类和乳制品等动物性脂肪的摄取却有增无减。饮食中动物性脂肪的增加容易导致有害物质长时间停留在肠道中，从而使肠内环境恶化。

一般情况下，建议成人每日摄入膳食纤维20～30克，如果膳食纤维长期摄入不足，体内的有害物质无法顺利排出体外，就容易使肠内环境恶化，增加罹患大肠癌的风险。换言之，如果膳食纤维摄入适当，则能起到预防大肠癌的效果。

适量摄取膳食纤维，不仅可以控制血糖，还有利于身心健康。因此，在平时饮食中养成主食与蔬菜、水果的合理搭配，并做到持之以恒。

相关阅读页➡P2

富含膳食纤维的食物

↓以每天摄入20克膳食纤维为例

食物名称	重量	热量（千卡）	膳食纤维（克）		
			水溶性	非水溶性	总量
茼蒿	100克（1/2把）	22	0.8	2.4	3.2
西兰花	75克（1/3个）	20	0.4	2.2	2.6
杏鲍菇	70克（一大根）	15	0.2	2.6	2.8
干羊栖菜	15克（一撮）	21	—	—	6.5
醋腌海带	5克（1/2把）	6	—	—	1.4
猕猴桃	85克（1个）	45	0.6	1.5	2.1
煮小豆	40克（一大汤匙）	57	0.3	4.4	4.7

蔬菜是多种营养素的宝库

◉蔬菜中的维生素可提升鱼肉中蛋白质的功效

蔬菜是多种营养素的宝库

蔬菜中含有多种营养素，尤其是膳食纤维的含量较多。虽然肉类和鱼类中也含有少许膳食纤维，但其含量无法与蔬菜相比。

此外，蔬菜中还含有丰富的维生素与矿物质等。

尤其是蔬菜中含有的各种矿物质的微量元素，是人体不可或缺的营养成分。如果体内缺乏微量元素，身体就无法发挥正常的生理功能，甚至引发各种疾病。

维生素有助于人体对肉和鱼的吸收与利用。有些人感觉疲劳的时候，认为吃点肉可以帮助振奋精神，但要保证肉和鱼中的蛋白质充分发挥作用，离不开蔬菜等食物中富含的维生素类物质。

摄取多种蔬菜可以弥补营养素的不足

随着温室栽培等技术的发展，蔬菜的种植已不再受季节的影响，但通过这项技术栽培出的蔬菜与应季蔬菜相比，其营养素的含量会大打折扣。因此，平时应注意摄取多种蔬菜以弥补营养素的不足。

烹调时多用几种蔬菜，可以使餐桌变得亮丽多彩。不仅能带来视觉上的刺激，还能增强进餐时的满足感，同时也会带给您愉悦的心情。

蔬菜中的植物生化素有抗氧化作用

您知道Phytochemicals（植物生化素）这个词吗？Phyto是植物，Chemical是化学物质之意，翻译过来的话，就是指植物中含有的化学物质。植物生化素作为第七营养素，其种类颇多，是构成蔬菜、水果等食物颜色、味道（香味、苦味或涩味等）的成分。

植物生化素具有较强的抗氧化作用。人体内产生的活性氧容易侵害人体细胞和组织器官，使人衰老或出现病变。而植物生化素的抗氧化作用恰恰能阻止活性氧对人体的破坏作用。

此外，植物生化素还有助于提高人体免疫力，增强身体抗病能力，对癌细胞也有抑制作用。

植物生化素除上述功效外，其种类和更多的功效在不断被发掘中。

相关阅读页➡P58、P60、P62

常见的蔬菜类型

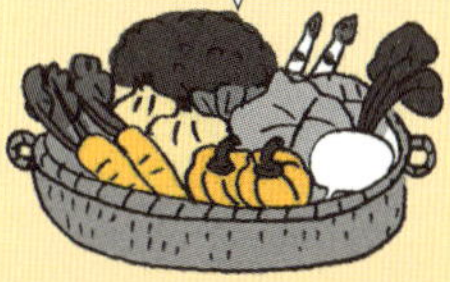

黄绿色蔬菜与淡色蔬菜

黄绿色蔬菜

一般将每100克可食部中β-胡萝卜素含量在600微克以上的蔬菜指定为黄绿色蔬菜。不过，如果β-胡萝卜素的含量不足600毫克，但一次性摄取量较大以及食用频率较高的番茄与青椒等也可以纳入其中。

淡色蔬菜

淡色蔬菜是指除生菜、黄瓜等黄绿色蔬菜以外的蔬菜。与黄绿色蔬菜相比，淡色蔬菜所含维生素等营养素相对较少，但因其没有什么特别刺激的味道，容易在烹饪中使用，所以具有一次性可以大量摄取的优势。淡色蔬菜含有丰富的植物纤维，因此有预防便秘的功效。

叶菜类与根茎类

叶类蔬菜

菠菜、白菜、茼蒿、油菜等叶菜含有丰富的β-胡萝卜、钙、维生素C以及膳食纤维等，这些菜由于水煮后体积会缩水，所以可以大量食用。

根茎类蔬菜

胡萝卜、白萝卜、芜菁、牛蒡等根茎类蔬菜生长在土壤下，较易保存。食用方法也很多，生吃、烹煮、烧烤等都可。这些菜含有丰富的钙和维生素，平时可适量摄取，另外，因其具有暖身功效，所以冬季常被用作火锅食材。

吃甜食要掌握时机与食量

◉巧妙利用甜食

掌握好享用甜食的时机与食量

喜爱甜食的人常常无法抵御它的诱惑，但有些人完全不吃甜食或者控制一段时间后突然暴饮暴食，这些做法对身体均不利。甜食不宜摄入过多，也不宜绝对禁食，关键要掌握好进食甜食的时机与食量。食用甜食最不合适的时间是晚上睡觉前。如果此时感觉肚子饿，可以喝少量牛奶，但不宜吃甜食。

重新审视下午3点加餐的习惯

有些人习惯在下午3点左右加餐。在加餐之前，您应该自问一下是肚子真的饿了还是习惯问题。如果是以往养成的每天下午3点加餐习惯，那么，就应该重新审视这个习惯了。

一般情况下，下午3点左右，午饭所摄取的食物已经被消化且血糖值也相对稳定，此时，如若再进食含糖分较高的甜食，会增加胰腺负担，使血糖升高。

因此，当有饥饿感时，不要过量摄取含糖和脂质的食物，如果非要吃甜食，一定要控制量。一般情况下，尽量选择低热量茶点。

尽量选择含天然甜味的食物

当人感觉疲劳的时候，大多会有想吃甜食的欲望，这是因为碳水化合物中的葡萄糖是大脑活动的主要能量来源。此时尽量选择含有天然甜味的食物，避免进食巧克力或蛋糕等甜食。

水果、南瓜、红薯、栗子等食物本身就比较甘甜，想吃甜食时不妨吃这类食物。而且，这些食物含维生素及膳食纤维等也极为丰富。

相关阅读页➡P46

自制手工茶点

如果您想吃糕点，可以尝试着自己做。在自己制作的过程中，不但能享受自制食物的乐趣，还可以控制糖和黄油的用量，以防热量超标。

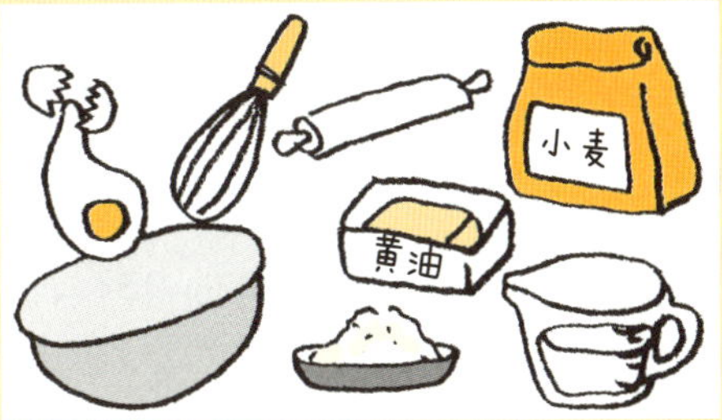

这些食物可以作为甜食

水果

可以生食，能补充B族维生素和维生素C。

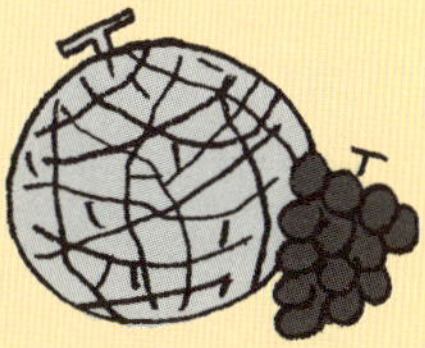

薯类

烤红薯中所含的淀粉酶能够使淀粉分解，具有增加红薯甜度的作用。

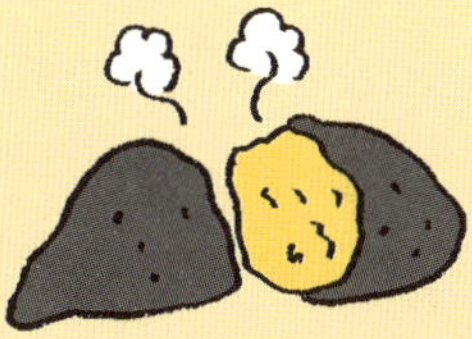

干果

干果常随着水分的蒸发，使糖分得到浓缩。与添加蔗糖的干果相比，以自然风干者为宜。

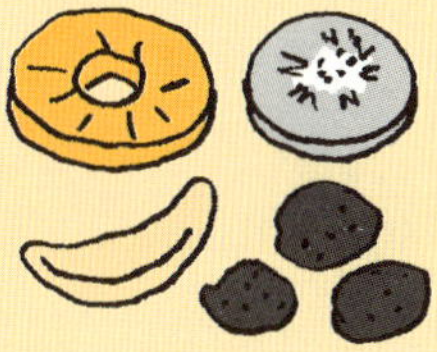

栗子

栗子中脂质含量较低，但含糖量较高，味道甘甜。

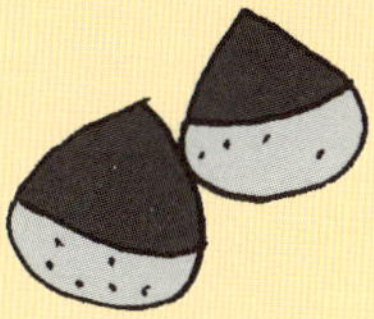

南瓜

属黄绿色蔬菜，含有丰富的β-胡萝卜素。或蒸或煮，都可以充分感知它的甘甜。

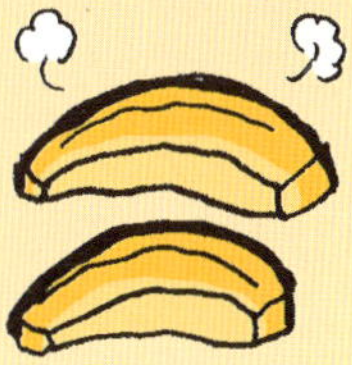

合理食用糖尿病专用餐

◉糖尿病专用餐对糖尿病“预备军”有益

糖尿病专用餐中的食材不易使血糖上升

糖尿病专用餐是专门为糖尿病患者或希望预防糖尿病的人群准备的，专用餐尽量选用不易使血糖上升的食材与调料。在日本，糖尿病专用餐一般为套餐型，有米饭、面包等主食，肉、鱼、鸡蛋、大豆制品等主菜以及以蔬菜为主的副食。

糖尿病专用餐的种类很多，医院、糖尿病患者专门餐厅、市面上均有销售。

通过糖尿病专用餐来摸索膳食

对于糖尿病患者来说，每天做饭时都要计算热量并非易事，与市面上销售的糖尿病专用餐搭配食用不失为良策。

可以自己准备好主食，将市面上销售的糖尿病专用餐当主菜。市面上销售的糖尿病专用餐品种很多，有些商家还提供邮寄食材与菜谱的服务。还可以在超市或专卖店购买食材。

不过，每餐都将糖尿病专用餐作为主菜食用也有一定的局限性，例如，与自己做饭相比，成本会相应增加，或者专用餐的口味不适合自己等。

而行之有效的方法，就是在实施膳食疗法的初期先用糖尿病专用餐作为模板，待掌握好每餐的热量后再自己烹饪（可以根据下页的食品交换份自由搭配）。

当然，在您疲于自己烹饪时，偶尔食用糖尿病专用餐也是不错的选择。

相关阅读页➡P70

了解一下食品交换份

既可以控制热量，又可以调整营养平衡，基于这种考虑，针对糖尿病患者膳食的食品交换份应运而生。食品交换份以90千卡热量为1份，将食物按营养成分不同分为谷薯类、蔬果类、肉蛋类、油脂类4类，同类食物的营养成分含量及比例大致相同。同一类中的不同种食物可按照食品交换份等份交换，热量不变，营养基本相当。

下表是以每日所需1800千卡（20份）热量为例进行的食谱举例，仅供参考。

主要营养素	主要食品	交换单位（份）	食谱举例
碳水化合物	米饭、面包、面类、南瓜、薯类等	10份（900千卡）	早饭：面包3片，3份 午饭：米饭1碗略多些，4份 晚饭：米饭1碗，3份
	水果	1份（90千卡）	香蕉1根（带皮）（150克），1份
蛋白质	肉、鱼、鸡蛋、大豆制品、奶酪	4.5份（405千卡）	早饭：煮鸡蛋1个（60克），1份 午饭：清蒸鲤鱼（80克），1份；豆腐100克，1份 晚饭：鸡腿75克，1.5份
	牛奶、乳制品（奶酪除外）	1.5份（135千卡）	牛奶1杯（240毫升），1.5份
脂肪	食用油、含油脂或油分多的调味品（蛋黄酱等）、脂质多的食品（芝麻、培根、牛油果等）	2份（180千卡）	色拉油 2大汤匙（20克），2份
维生素、矿物质	蔬菜类、菌类、海藻类、魔芋等	1份（90千卡）	绿色蔬菜500克，菌类、海藻、魔芋等适量，1份

进食要点 ❶

掌握正确的进食方法

◉通过选择食物和巧妙进食来减缓血糖的上升

餐后血糖是否上升与食物的种类有关

食品中所含的淀粉与糖分被称为碳水化合物，其结构好似一个个小分子相互连接的锁链。碳水化合物进入人体后，锁链断裂成小分子被小肠吸收，葡萄糖便是这些小分子当中的一个，也是供给大脑能量的主要营养素。

甜食中含有很多短链碳水化合物，因其消化与吸收均较快，所以，食用甜食后血糖上升较迅速。

相反，淀粉中含有很多长链碳水化合物，因其慢慢断裂分解成短链后再被吸收，所以食用淀粉类食物血糖的上升相对前者缓慢。

血糖生成指数是衡量餐后血糖反应的指标

GI值，是血糖生成指数的英文简称，它是将摄取葡萄糖后的血糖上升速度定为100%，其他食物被摄取后的升血糖速度与其相比较得出的数值。该数值越低的食品，进食后血糖的上升速度越慢。但是，血糖的变化存在着很大的个人差异，

常见食物的血糖生成指数

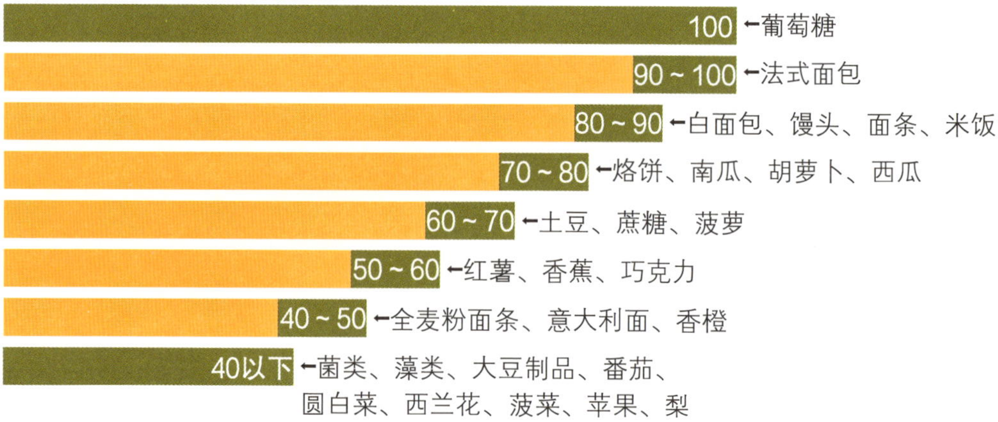

而且，在实际就餐时很少只进食一种食品，因此，血糖生成指数只是作为衡量食物摄入后引起升血糖反应的参考指标。在日常饮食中，可以根据情况自行搭配。

例如，可以将血糖生成指数高的食物与膳食纤维一起摄取，以此来减缓血糖上升速度。尽量不要将血糖生成指数高的几种食物同时食用。

防止血糖上升的进食方法

血液中的葡萄糖必须在胰岛素的作用下才能进入细胞内发挥作用。为了不使血糖大幅上升，保证胰岛素的正常工作尤为重要。下面让我们了解一下容易使血糖上升的食物以及缓解血糖上升的进食方法。

容易使血糖上升的食物主要是指短链碳水化合物以及血糖生成指数较高的食物。可以减缓血糖上升的进食方法较多，例如不要一次进食太多食物，进餐时细嚼慢咽，多吃含膳食纤维的食物等。为了使胰岛素很好地发挥作用，控制总热量的摄入和适量运动是关键。

关于怎样巧妙进食才能使餐后血糖不会大幅升高的方法，在后面的章节会进行介绍。

相关阅读页➡P2、P4、P52

一天必须进食30种食物吗

为了保证营养的均衡，曾流行过一天吃30种食物的说法。多样化进食虽然可以摄取各种营养素，但是，为了达到进食30种食物的目标，常常会导致摄取过量。特别是30种食物中，当含丰富碳水化合物的谷物、含蛋白质较多的肉和鱼、含脂质较多的油脂等增加时，容易引起摄入热量超标。

因此，适量增加食物的种类，达到营养平衡才是目的。

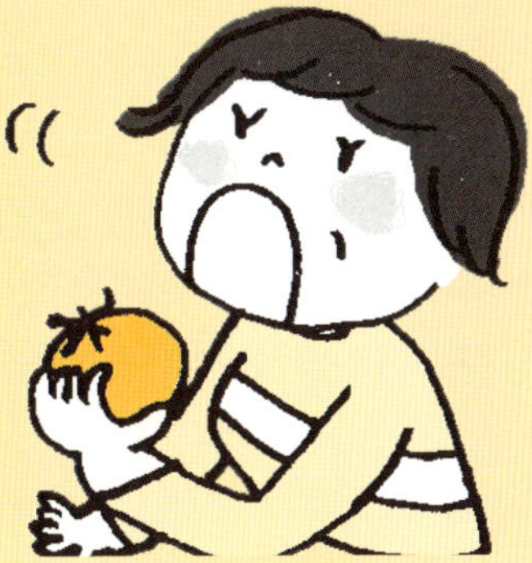

进食要点 2

尽量吃未经精加工的食物

◉相同原材料的食物，精制度低的营养素含量高

精加工食品与粗加工食品的区别

随着加工技术的飞跃，食品种类日益增多。为了改善口感与外观，对食物进行精加工（通过加工使食物的质量与纯度提高）的现象也愈发多起来。

食物经过精加工，可以使某些特定成分的含有率增加。但是在精加工过程中，会使维生素、矿物质等营养素流失。

特别是谷物类食物，精制品与粗制品中的很多营养成分，其含量存在着很大的差异。

就拿精白米来说。精白米是将稻米去除表层部分和胚芽后精加工而成的。其表层部分和胚芽中所含的营养素和矿物质在制成精白米后会大量流失。

尽量保留食物的原有成分

营养素的流失不只局限于谷物类食物，其他食物在加工过程中也会发生。无论什么食物，尽量做到保留食物的原有成分，有利于人体的营养平衡。

例如鱼类，如果是小鱼可以整条食用，这样有利于补充钙。

蔬菜、水果的果皮中含有丰富的维生素和矿物质，连皮食用能够增加营养素的摄取量。

谷物、蔬菜、水果等食物中含有大量的膳食纤维。近年来，人们多摄食这几类食物的精加工制品是导致膳食纤维摄入不足的主要原因。

特别是我们在吃谷物类食物时，选择糙米而不是精白米，食用全麦面包等都能更多地摄入营养素和矿物质，从而有利于健康。

相关阅读页➡P61

糙米与精白米的营养素对比

糙米
精白米
（每100克米）

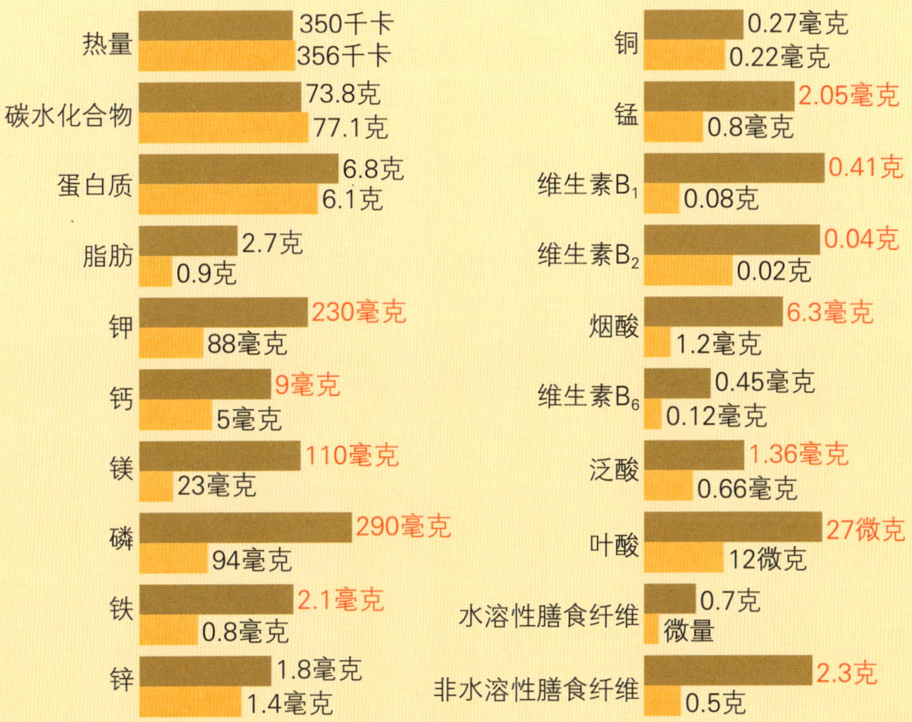

多吃营养素丰富的粗加工食品吧

- 白米 → 胚芽米、糙米
- 精制小麦粉为原料的面包 → 全麦面包、含有麦糠和胚芽的面包
- 精制荞麦粉为原料的荞麦面 → 粗加工荞麦为原料的荞麦面

有效利用低热量食物

◉用低热量食物代替部分高热量食物

可以多吃的食物与需要控制的食物

蘑菇、海藻、魔芋等食物的热量较低，进食时可不必担心热量过多问题。这些食物口感筋道，易使人产生饱腹感，此外，它们还含有大量可以延缓血糖上升的水溶性膳食纤维，尤其适合血糖较高的人食用。

为防止进食过多导致热量摄入增多，需要控制含脂质和糖类较多的高热量食物的摄入。

合理进食高热量食物

虽然高热量食物不宜多吃，但没必要全部加以限制。研究表明，长期严格控制某些喜爱的食物，会出现暴饮暴食现象或产生心理压力。因此，适当吃些喜爱的食物、享受获取美食的满足感同样重要。

不要因为自己喜欢某种食物而过食或偏食，应均衡摄取各种食物。不要因为不能多吃而产生消极的想法，应抱着合理摄取的积极态度，掌握能够获得满足感的进食方法。

合理进食高热量食物的方法是，可以用低热量食物代替部分高热量食物，用植物性脂肪代替动物性脂肪，用适量水果代替甜点。

以加减法的形式选择食材

在日常饮食中，可以用加减的形式来选择食材。减少含脂质较多的肉和调味品，增加低热量食品，这样既可以降低摄取的热量，又可以保持原有的饮食满足感。

因此，如何有效利用低热量食品是控制血糖的关键所在。此外，还要注意在烹饪过程中不要过量使用油和调味品。

相关阅读页➡P48

加加减减巧用低热量食物

＋ 不必担心热量过多的食物

蘑菇、海藻、魔芋，含糖较少的蔬菜、水果等

－ 尽量少吃的食物

肥肉、奶酪、鲜奶油、食用油、蛋黄酱、含脂质多的调味品、蔗糖、米饭等

自制食物时的加减法

奶汁烤菜

＋
- 白色调味汁：用豆浆代替牛奶
- 配料：添加蘑菇

－
- 白色调味汁中不要放奶酪或牛奶
- 配料中不要放通心粉

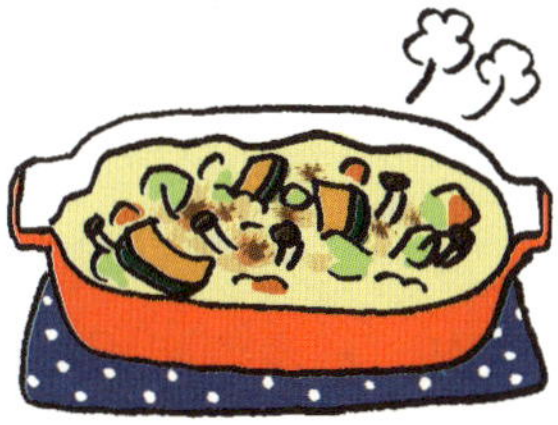

肉饼汉堡

＋
- 配料：豆腐或蘑菇

－
- 少放肉馅

炒饭

＋
- 配料：使用魔芋。增加蔬菜种类，加大菜量

－
- 少放油和米饭

进食要点 4

多吃有嚼劲的食物

◉充分咀嚼既能享受美味，又能预防肥胖

食物得不到充分咀嚼易引发肥胖

进餐时不充分咀嚼，吃饭过快、吃得过多不但会给肠胃带来负担，同时也容易导致肥胖。相反，如果充分咀嚼、缓慢进食，大脑就会发出信号，使人获得饱腹感，从而能够防止吃得过多。

近年来，随着食品科学技术的发展，食用方便、无需充分咀嚼就可下咽的食品越来越多，给人们带来便利和不同口感的同时，也容易导致由于吃饭过快或吃得过多引发肥胖。因此，应养成细嚼慢咽的就餐习惯，食物在口中多咀嚼几次，放入嘴里的每一口食物量要少，以此来增加每顿饭整体咀嚼的次数，达到细嚼慢咽，缓慢进食的目的。

选择有嚼劲的食材

在日常饮食中，应该有意识地吃一些有嚼劲的食物。也就是说，多吃需要充分咀嚼才容易下咽的食物。

一般来说，越是含大量膳食纤维的食物越有嚼劲。例如芹菜、藕、牛蒡、萝卜、西兰花、菜花、油菜等。

圆白菜等叶菜，加热时最好煮得稍硬一点。另外，水果中的苹果、梨等较硬的食物也是不错的选择。

干制食品味道浓郁，且具有一定的韧性，是需要充分咀嚼的代表性食物。建议在每天的膳食中都搭配一些。不过，干制海产食品含盐分较高，注意不要过量食用。

蘑菇、海藻、魔芋不仅有韧性，而且热量较低，是我们的饮食好伙伴。

为了增加咀嚼的次数，控制饮食量，让我们有意识地选择上述食物吧！

相关阅读页➡P50、P62、P92

宜细嚼慢咽的食物

根茎类蔬菜

根茎类蔬菜是蔬菜中有嚼劲的代表食物。

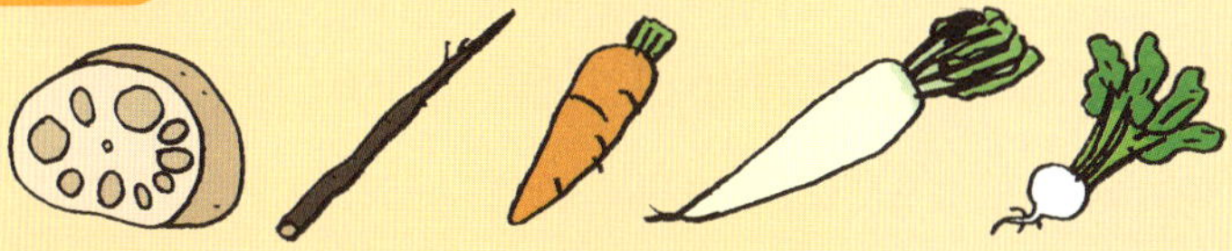

其他蔬菜

蔬菜的茎和芯味道甘甜鲜美，越嚼越香甜。

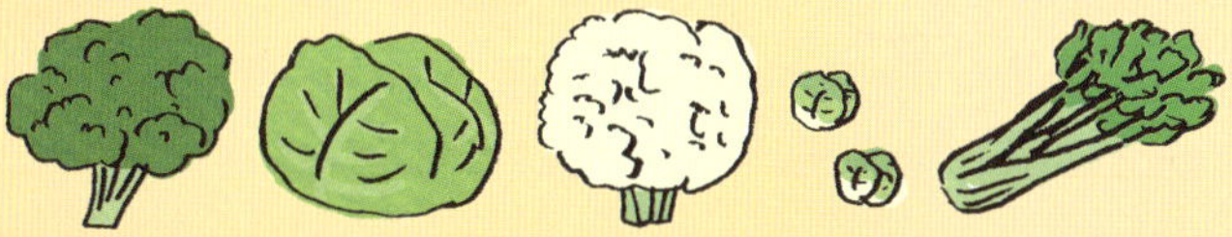

水果

稍硬的水果与无糖酸奶一起食用是一道健康的甜点。

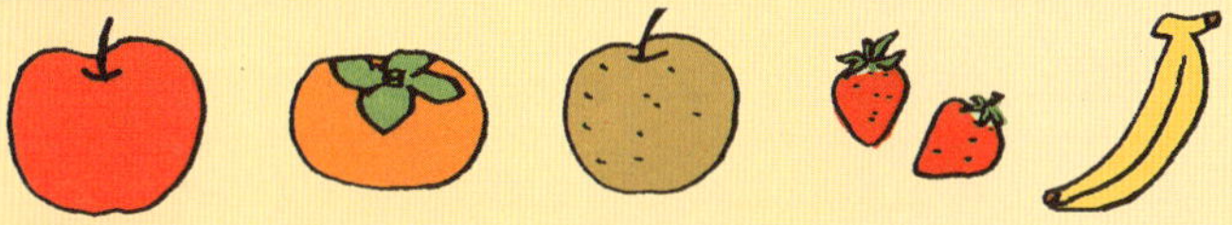

干制蔬菜

富有独特的韧性和浓郁的美味，可与其他食物灵活搭配。

干制海产品

干制后的海产品味道更浓郁。但由于其含盐较高，应适量摄取。

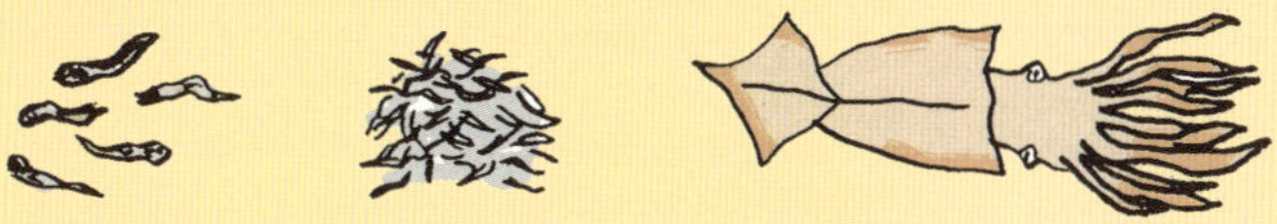

低热量食物

将不同的低热量食物搭配食用，不仅能够享受不同的口感，而且咀嚼次数也会随之增加。

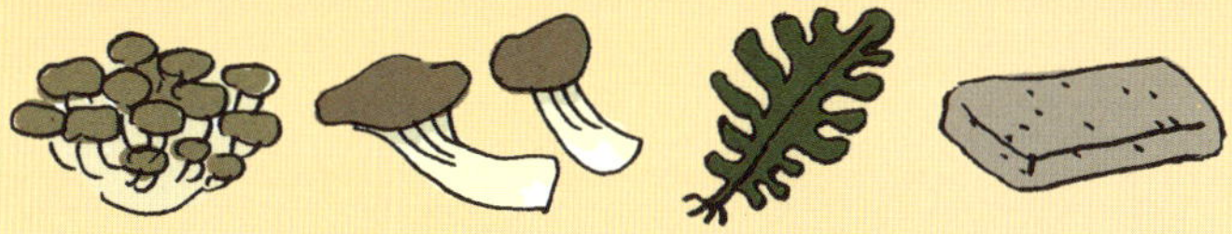

进食要点 5

注意补充水分

◉可以从汤、菜及水果中摄取水分

进餐时营养均衡的汤必不可少

汤具有补充水分，增加饱腹感的功效。

不过，要少喝味道较浓的汤。在外就餐时，不要将面汤全部喝光，否则可能会使盐的摄取超标。

以蔬菜为主，含多种配料的汤是不错的选择。蔬菜宜选择有嚼劲的茎类蔬菜，也可以选择叶类蔬菜。

汤要制作简单、取材方便

每天喝的汤最好制作简单，取材方便，可以将做主菜时剩下的蔬菜做汤。还可以常备一些干裙带菜或干面筋等比较方便的食物。

早餐喝的汤，除蔬菜外，还可以添加鸡蛋或豆腐等含蛋白质较多的食材。这种搭配不仅简单易做，还可以使营养更加丰富。

煮菜也能补充水分

餐桌上的饭菜种类丰富，有汤有水容易使人获得饱腹感，所以，建议每餐配一个汤。

另外，可以在餐桌上增加几种带汤的菜品。例如，以冻豆腐为配料做成煮菜。建议有效利用食品的特性，尝试烹饪一些外观看起来有分量感的膳食。

如果无法通过膳食获取充足的水分，就需要通过喝水来补充。喝水也是增加饱腹感的一种方法。

水果中含有充足的水分

吃水果也是摄取水分的途径之一。

水果中除含有充足的水分外，还含有水溶性维生素及大量膳食纤维。

一般情况下，水果的每天摄取量以200克为宜。可以一次性摄入，也可以分两次摄入。最好分上下午两次食用，有利于营养的均衡。

水果具有天然的味道，可以代替茶点。不过，有些水果含糖量较高，尽量不要多食。

相关阅读页➡P156

100克水果到底有多少

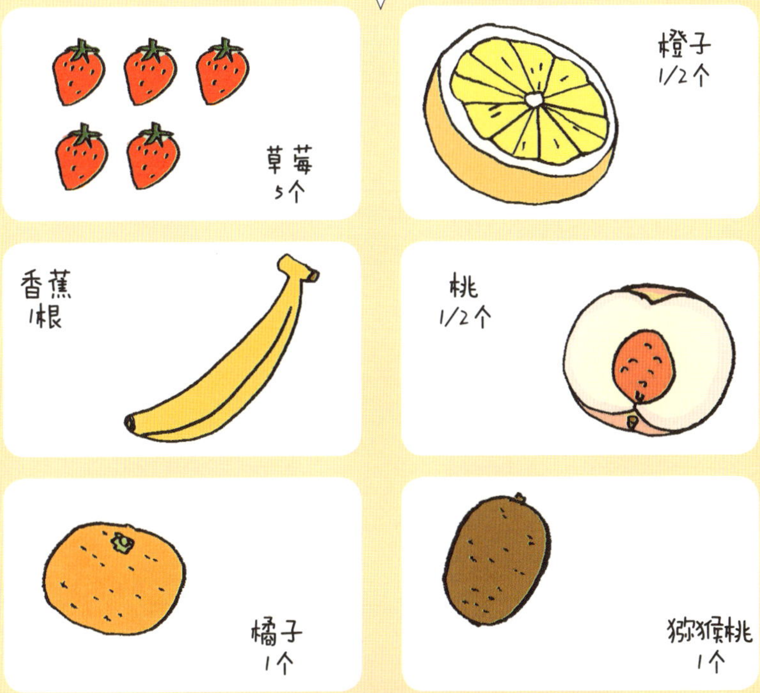

可以从上述水果中选择两种食用

进食要点 6

减少米饭的摄入量

◉米饭的量容易控制，在外就餐也好把控

通过米饭进行热量的微调整

如果您希望控制一餐的总热量，但又很难减少菜肴的量，此时，建议您适当减少米饭的摄取量。可以少吃一口或半碗，这样比较容易进行自我控制，总热量的调节也好把握。在外点餐时，可以告诉服务员“米饭请少盛一点儿”。

对平时常吃的大米及米饭所含的热量了解之后，再减少米饭的摄入量时就会轻而易举。

减少米饭摄入量的好方法

完全不吃米饭对健康不利，可以适当少吃一些。

以下是减少米饭摄入量的几种方法。

● 添加其他食品

不要光吃白米饭，可以将鱼、肉、蔬菜与米饭一起蒸煮，也可以做什锦饭或菜粥等。在大米中加入蔬菜、蘑菇、海藻等食物后，进食的总量虽未改变，但米饭的摄入量却减少了。另外，将魔芋、琼脂冻与大米搭配食用，也可以减少热量的摄入。

● 换小一点的饭碗

将常用的饭碗换成小一号的，看起来总量变化不大，实际上米饭的量却减少了，这样一来，既能控制热量的摄入，又能获得满足感。

相关阅读页➡P74

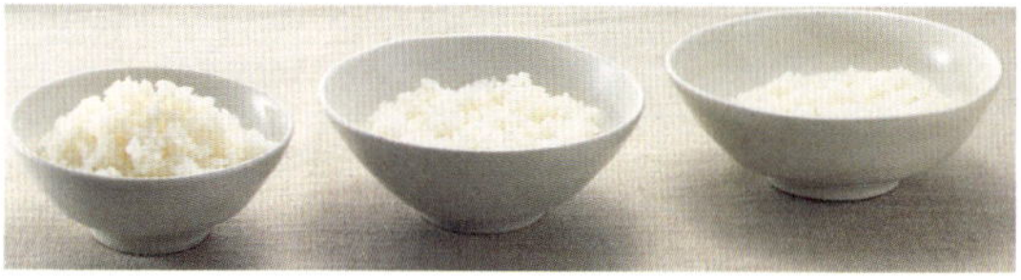

同样是100克的米饭，盛在大、中、小三个不同型号的饭碗中，小号饭碗看起来就显得量多。

常吃米饭（精白米）的热量是多少

大碗盖饭（餐馆）

大米
250克

热量
420千卡

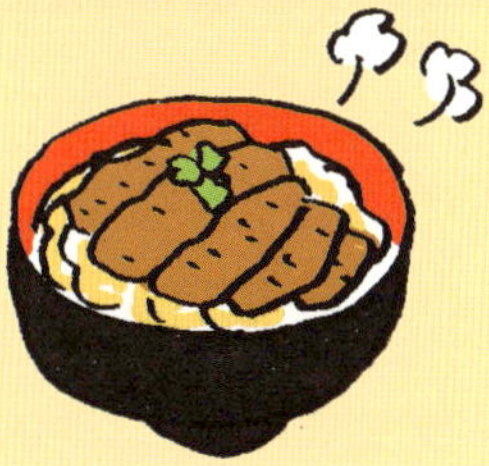

咖喱饭（餐馆）

大米
200克

热量
340千卡

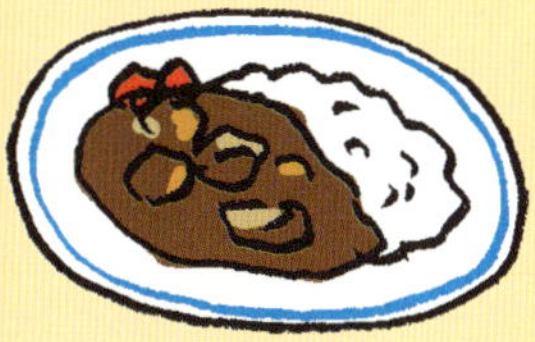

饭团

大米
100克

热量
170千卡

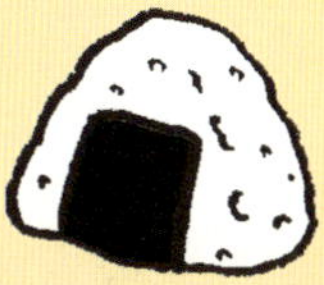

白米饭（1碗）

大米
150克

热量
250千卡

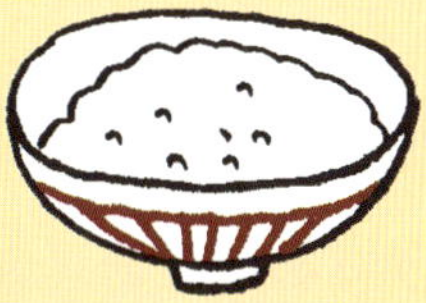

白米饭（半碗）

大米
75克

热量
130千卡

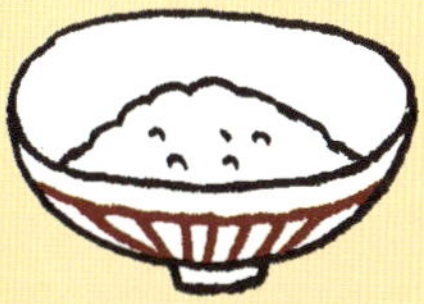

白米饭（1/3碗）

大米
50克

热量
80千卡

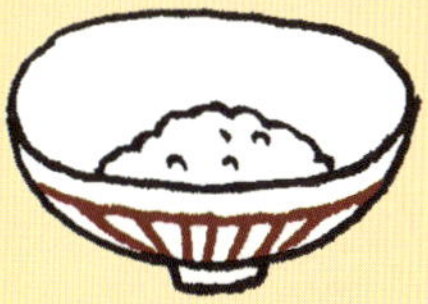

白米饭（1口）

大米
10克

热量
17千卡

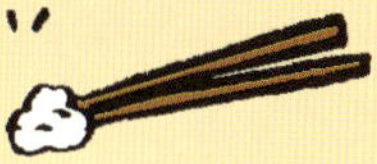

饮酒后可相应减少米饭的量

有人认为饮酒后应该少吃点米饭，的确，这种方法可以从整体上控制热量的摄入。但是，由于酒中缺乏必要的营养素，而米饭中含有维生素B_1等营养素，所以考虑到营养均衡的问题，完全不吃米饭的做法不可取，可以少吃。此外，还应进食一些低热量且含营养素丰富的菜肴。其实，避免大量饮酒才是关键所在。

烹调要点 1

有助于降血糖的烹调方式

◉家常便饭可变身为低糖膳食

血糖的高低与烹调方法关系密切

为了控制血糖，应尽量减少高热量食材的使用，其中，菜肴是一大关键点。

防止血糖升高的菜肴烹调方法有以下几种（具体方法见后续几节）：

①去除油脂。

②了解油的用法。

③做出分量感。

④选择合适的烹调器具。

⑤改善食物口感。

为了有效摄取食物中的营养素，了解各种营养素的特点，运用能充分发挥这些特点的烹调方法极为重要。

我们每天的膳食几乎离不开油的使用。为了控制热量的摄入，减少油的用量就显得十分重要。下表是在不同烹调方法下油的使用情况。

相关阅读页➡P54

烹调方法与食用油的使用

烹调方法	是否使用食用油	加热特点
煎炸	是	通过油的高温给食材加热，此时，水与油互换
炒		为了使食材不互相粘连，加热前需放些油
烤	是/否	用平底锅等炊具时，需放点油，但用铁丝网等烧烤器具时很少用油
煮	否	通过液体给食材加热。多余的油质经蒸煮后渗入到汤中
炖		
蒸		利用蒸汽给食材加热

各种营养素的烹调要点

营养素	特点	烹调要点
碳水化合物	碳水化合物主要包括能转化为热量的糖类和无法作为热量加以利用的膳食纤维。1克碳水化合物约产生4千卡热量。富含淀粉的食物中碳水化合物含量较高	大米及薯类等食物中所含的淀粉因生食难以消化，所以需要加热后再摄取
脂肪	1克脂肪约产生9千卡热量。常见的脂肪酸有分布在肉、鸡蛋、乳制品中的饱和脂肪酸，及分布在植物性食物中的不饱和脂肪酸两种	经过煮或者烤，能够去除部分多余的脂肪，从而减少热量
蛋白质	1克蛋白质约产生4千卡热量。多分布在肉、鱼、鸡蛋、乳制品、大豆制品中	蛋白质类食物烤焦后易产生致癌物质，因此烧烤时火候要适度
水溶性维生素	不易转化为热量。主要包括B族维生素和维生素C	因其水溶性特质，煮后营养素容易流失。水溶性维生素大多不耐热，所以建议生食
脂溶性维生素	不易转化为热量。主要包括维生素A、维生素D、维生素E、维生素K	因其脂溶性特质，脂溶性维生素与含脂质的食物一同摄入易被人体吸收
矿物质	钙、钾、钠、铁等矿物质都是人体所需的元素。矿物质不会转化为热量	某些矿物质具有水溶性特质，因此炖煮时间不宜过长

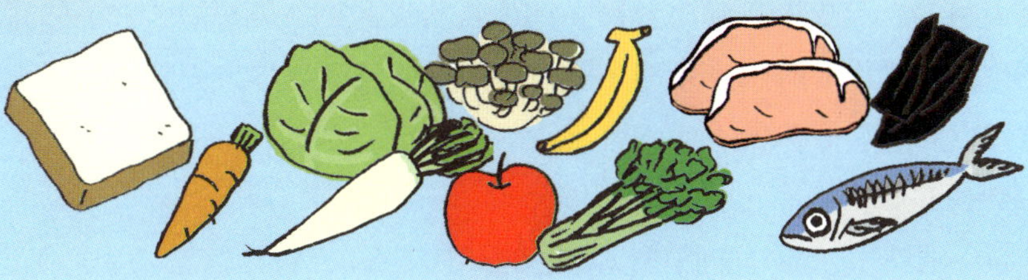

烹调要点 ❷

去除油脂的诀窍

◉去除脂质是降低热量的简捷方式

不要过多摄入肉类及油脂

肉类的主要营养成分为蛋白质和脂肪。由于肉类的脂肪中含有大量饱和脂肪酸，因此，如果肉类摄入过多会造成血液中的胆固醇与甘油三酯增高。另外，肉类含脂肪较多，是高热量食物，仅1克脂肪就能产生9千卡热量，因此，一旦肉类摄入过量，热量摄入也容易增加。

鱼类与一些植物性食物中含有不饱和脂肪酸，某些不饱和脂肪酸是人体生长发育与正常生理活动所需的必需脂肪酸。无论是饱和脂肪酸，还是不饱和脂肪酸，摄取过度都会导致热量超标。因此，在进食时要多加注意。

选择油脂较少的瘦肉部位

买肉的时候，尽量挑选脂质较少的瘦肉部位。由于瘦肉含脂质较少，烹炒容易干硬，可以在加热前裹一层淀粉，这样炒出来的肉比较嫩。

买肉馅的时候，如果白色部分多，表明肉肥，脂肪含量高，建议选择红色较多的瘦肉馅。另外，也可以买瘦肉自己剁馅。

雪花肉的脂肪沉积在肉的纤维中，不易剔除，可以涮火锅或用铁丝网烧烤，使油脂减少后再吃。

减少热量的各种方法

为了减少肉类中的脂肪含量，特别是饱和脂肪酸的含量，在烹调前应先剔除肥肉。另外，鸡皮所含脂质较高，如果将鸡皮去掉，就可减少45%的热量。牛肉或猪肉上的肥肉有时很难全部剔除，应在可能范围内尽力剔除。为了减少油脂，您也可以尝试以下方法。

● 用热水焯一下

过一遍热水，部分油脂可以溶化在水中。

● 吸干溢出的油脂

烧烤时利用厨房用纸等将溢出的油脂吸干净。

● 选择合适的烹调器具

尽量用铁丝网或烤架来烤肉，这样不但可以减少用油，而且肉类的部分油脂还会溶化掉。

● 巧用烹调用纸

用烤箱等器具烤肉时，在下面铺些烹调用纸，可以使溶化的油脂渗到纸上，从而去除油脂。

相关阅读页➡P54

这样做可防止摄取过多的油脂

切

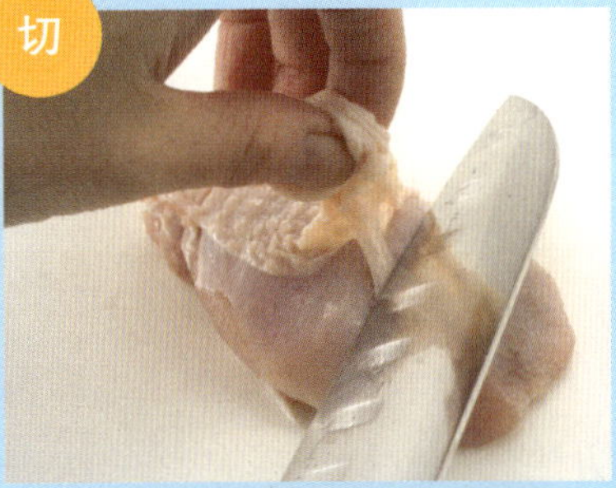

在准备阶段先将肥肉剔除。

选

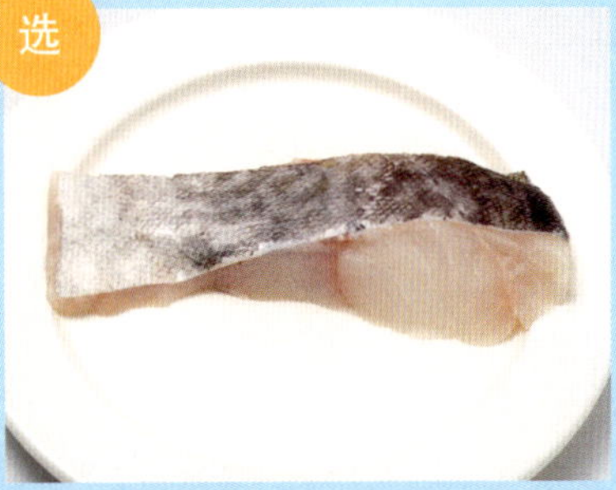

鱼的红肉部分比白肉部分所含脂质少。

煮

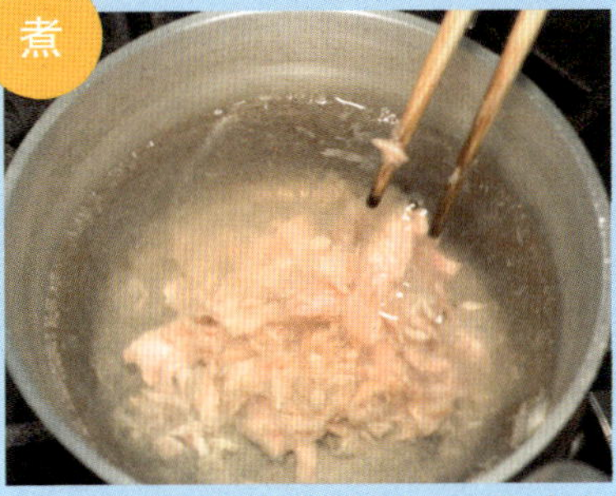

不易剔除的脂肪可通过水煮减少油脂。

焯

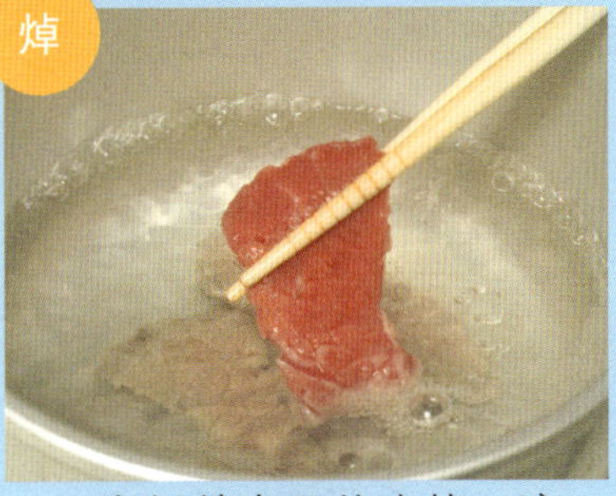

烹饪前先用热水焯一遍，可以去除多余的脂肪。

烹调要点 3

掌握油的用法

◉不仅要清除食材中的油脂，还要减少烹调时的用油

减少用油是关键

膳食中放油的作用，不仅可以使食物更香，增加口感，提升味道，增强食欲，还能防止食材与烹调器具粘连。

虽然食用油有诸多好处，但过多食用对健康无益。为了控制血糖，防止摄入热量超标，需要控制用油量。

为了在减少用油的同时保持膳食的醇香，可以借助某些汤汁或调味品来弥补食用油所带来的独特风味与厚重的口感。

油炸食品不用油炸而是煎烤

用油最多的食物当属油炸食品。食材与外层的表皮越是吸油，其整体的热量就越增加。

食物油炸的时间越长，其吸油度越高，因此建议预先将食材加热一下再炸。

煎炸时锅内不要倒满油，锅内倒入刚刚没过食材的油半煎半烤即可。

另外，还有一个不用油炸而用烤的方法。将食材用浸有少许油的面衣包裹后再烤，这样，不仅可以保持食材原有的外观与风味，其热量也会大幅降低。

水分多的食物容易吸油

油炸这种烹调方法，会使食物中含有的水分与油互换，因此，含水越多的食物越容易吸油。例如，干面包渣与鲜面包渣相比，水分多的鲜面包渣就容易吸油；软炸素食，因其蔬菜中的水分较多，所以其含油量也较高。

一般情况下，油炸食品不适合血糖高的人食用。如果特别想吃，建议煎炸之前在蔬菜外边裹一层含水较少的面衣。

另外，同种食物，如果切得细小，其接触油的表面增加，更容易吸油。

菜肴出锅前加几滴油提香

用油较多的食物还有炒菜类。

炒菜时最好用不粘锅。如果使用铁锅，可以用厨房用纸等在锅表面薄薄地涂刷少许油，这样也能避免粘锅。

另外，为了享受食用油特有的醇香，可以在菜肴烹调好出锅前添加一些橄榄油或香油，这样即便放几滴，也会芳香四溢，使人食欲大开。

相关阅读页➡P82

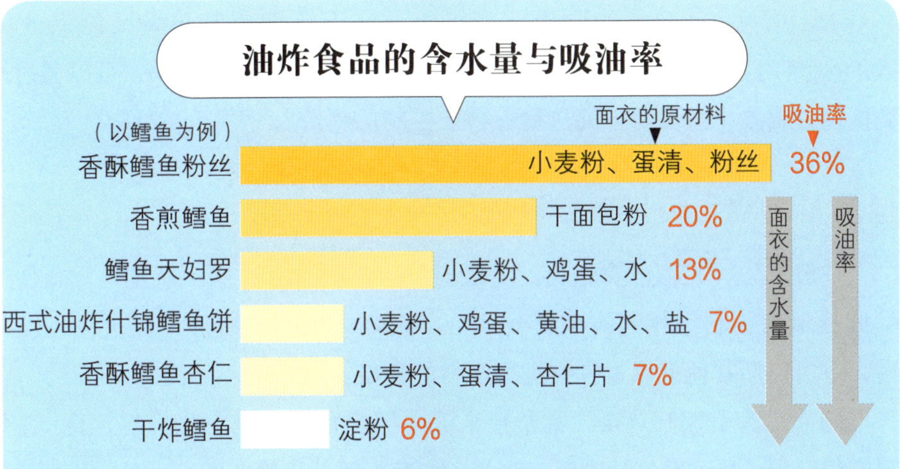

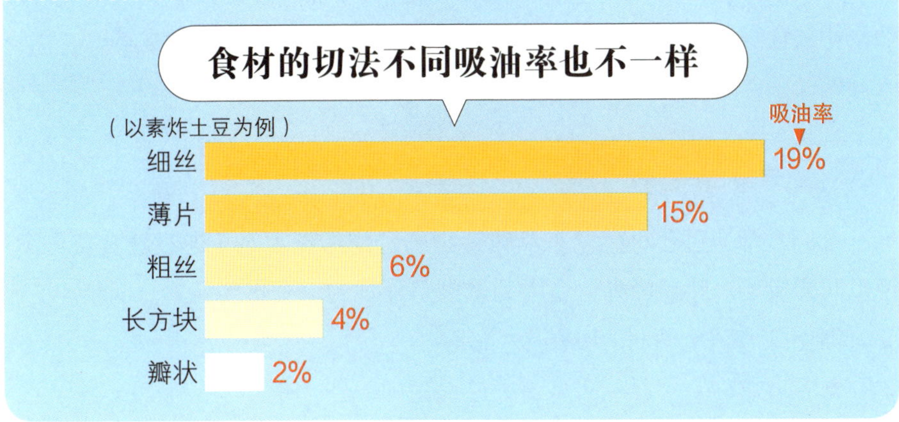

烹调要点 4

做出食物的分量感

◉巧用低热量食物控制热量、保障食量

既能控制热量，又能保证食量的窍门

减少热量的方法很多。

虽然单纯减少米饭或菜肴的量是控制热量的方法之一，但是，这种方法会使人的进餐满足度下降，容易出现饥饿感，进而出现偏食、营养失衡的倾向。

为了避免上述情形的出现，可以尝试一下既能控制热量又能保证一定食量的小窍门。例如，蔬菜、蘑菇、海藻、魔芋等食物热量较低，可以通过增加此类低热量食物，减少部分高热量食物来控制总热量。

低热量食物之间可以互换

一般来说，相似的食谱持续一段时间后人们就会吃腻，特别是重复使用相同的低热量食物制作相同的菜肴时，会出现难以下咽的情形。此时，可以变换食谱，也可以用其他低热量食物进行配料的替换。

例如，为了控制热量，常常在米饭中搭配魔芋，现在吃腻魔芋了，该怎么办呢？很简单，用香菇、裙带菜、洋葱、白萝卜等替换魔芋即可，只要比米饭的热量低，什么食物都可以。这样做既可以增加食物的种类，又不会吃腻。

建议在尝试各种菜的搭配时注意营养是否均衡。

外观做出分量感很重要

人们常常通过各种感觉来品味食物，食物的外观对于通过膳食获得满足感来说也同样重要。除色泽外，食物的量也是外观的一个重要元素。因此，在烹调时需要动动脑子。其中，食材的切法极为关键。

● 切食材时，尽量使可以看到的面稍大一些

切食材时，可以采用削切与转切法。食材形状不同能够改善膳食外观。

● 不要切得过小

切得大一点、厚一点，不但能够体现出食材的厚重感，还可以使食物的量和口感看起来更诱人。

不过，某些食材如果切得过大，会出现过硬、难于下咽的情形。此时，就需要在烹饪技巧上稍下功夫，比如在烹炒前先用水焯一下使其变得松软等。

相关阅读页➡P74

使食材看起来量多的切法

削切法

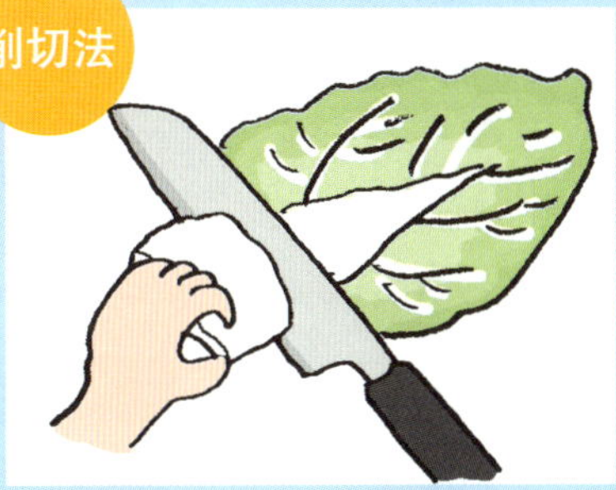

将刀斜放，像削东西一样切。这样食材切口表面积相对变大，能突出分量感。

转切法

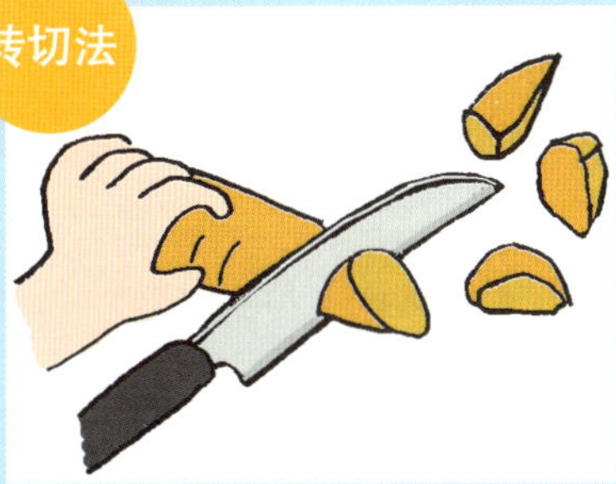

使食材的端部呈斜面，边转边切。尽量切得大些，一般为一口大小。

圆片切法

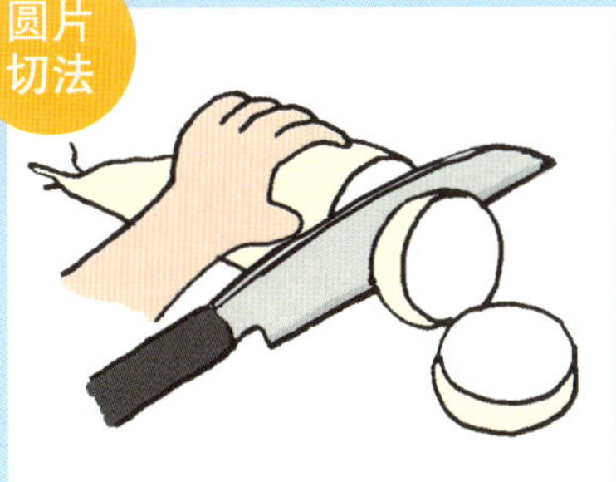

使切口呈圆形，白萝卜等尽量切得稍厚一些。

细丝切法

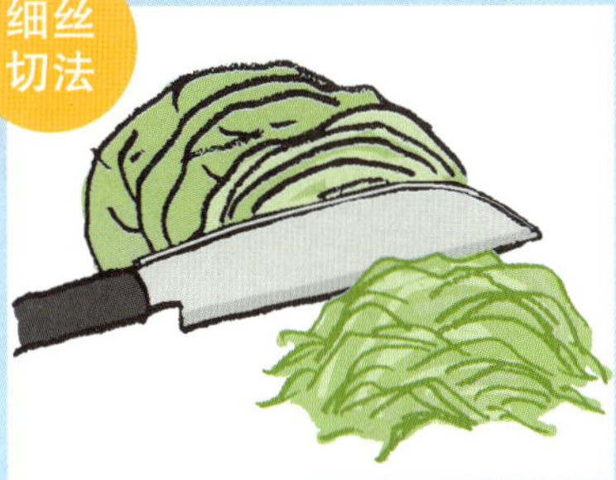

沿着蔬菜的纤维方向切，食材会显得蓬松，看起来比原本的量多。

烹调要点 5

选择合适的烹调器具

◉巧用厨房用具，控制食物的热量

有效利用厨房用具的窍门

蒸是无油烹调的一种方式。煮需要用水，也是一种无油烹调法，但是煮容易导致营养素流失。蒸不易导致营养素流失，营养美味兼收。

但常吃蒸菜会觉得乏味，如果希望膳食多样化，比如吃烧烤类食物等，容易出现热量超标的倾向。

为了防止上述情形的出现，可以在烹调器具及厨房用品方面下功夫，如利用高压锅、不粘锅、微波炉、烤箱、烹调用纸、锡纸、计量汤匙等控制食物的热量。通过高压锅、微波炉等器具在无油状态下将食材加热，用烹调用纸、锡纸等除去多余的油脂。

烹调器具种类很多，可以根据其不同功能灵活运用。

相关阅读页➡P86

各具特色的厨房用具

厨房用品	特点
锡纸	加热时用锡纸包裹食材，可以防止食材的水分流失，使食物更鲜美
烹调用纸	即使烤箱内的托盘或锅内不刷食用油，食物也不会粘在纸上。有的可以清洗后重复使用
厨房用纸	用于吸拭食物的油和水分
计量汤匙	烹调时养成用计量匙量取的习惯，可以防止调味品的过量摄入

巧用烹调器具

带聚四氟乙烯（特氟龙）涂层的不粘锅

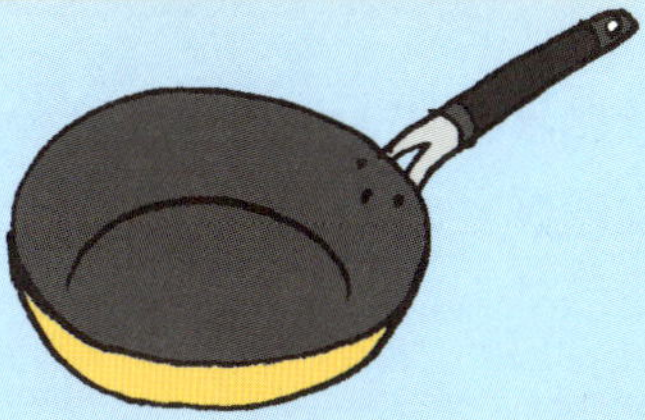

即使不用油，食材也不会粘锅。

蒸笼

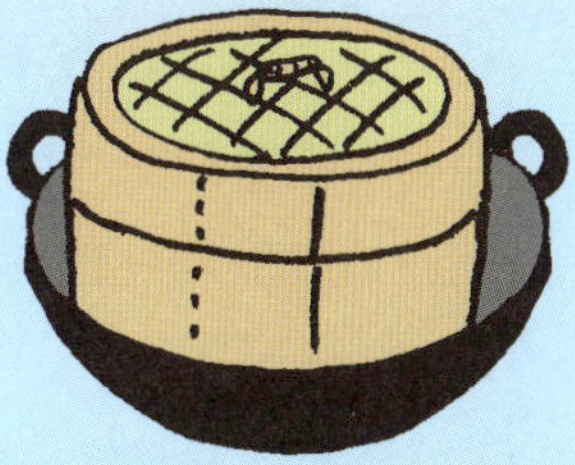

与水煮不同，用蒸笼蒸营养素不容易流失。

高压锅

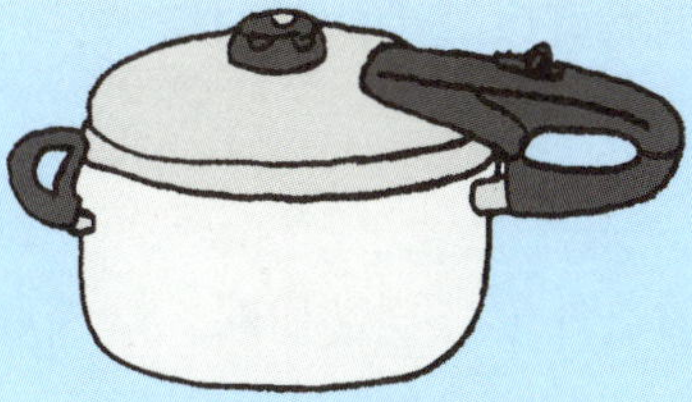

不仅能将食物炖软，还节省时间。

水烤箱

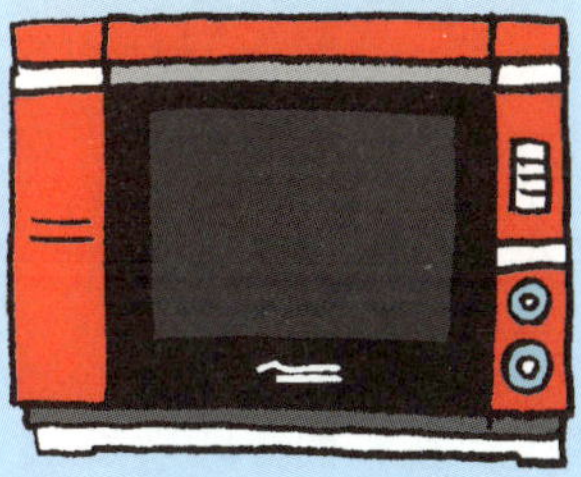

利用超高温沸点水蒸气烤制食品，在蒸汽的作用下，可以减少盐分和油脂。

微波炉

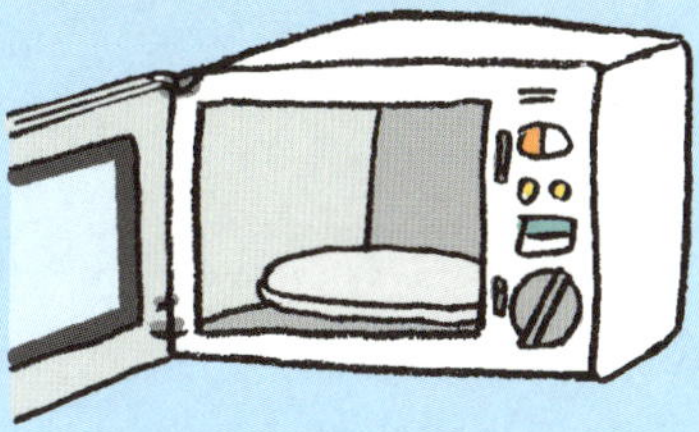

和蒸笼一样，用微波炉加热的食物，其营养素的流失较少。

多功能烤箱

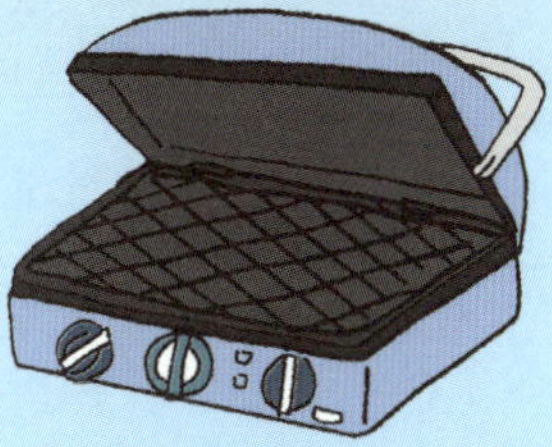

烤网并用，可以去除多余的油脂，减少热量。

烹调要点 6

巧妙改善食物的口感

◉ 多种口感交汇在一起会使进餐更愉悦

有嚼劲的食物可以提高进餐满足度

即使明白咀嚼的重要性，但如果食材本身比较松软，也达不到充分咀嚼的目的。因此，适度保持食材的韧性与嚼劲，不仅能延长咀嚼食物的时间，还能获得满足感。

那么，怎样才能烹饪出嚼劲适度的膳食呢?

● 将食材切得稍大一些

为了使较硬的食材容易加热，或者方便进食，人们常将食材切得较碎，一方面容易烹调，另一方面也有益于消化。

其实，适度保留食物的韧性，通过充分咀嚼可以减少热量的摄入，可达到控制血糖的目的。因此，切菜时建议保留适度的尺寸与厚度。

● 沿着纤维切

切菜时，如果沿蔬菜纤维垂直方向切，那么纤维容易被切断，从而导致口感变软。反之，如果顺着纤维方向切，能够增加食材的韧劲。

● 不要加热过度

煮或炖的时候，不要将食物煮或炖得太软，在食材稍硬的时候可以将火关灭，用余温加热。

多种口感交汇在一起使膳食更加醇厚

同样是咀嚼，但所发出的声音和口感不尽相同。嘎嘣脆的、咔哧脆的、又软又筋道的、爽滑的、黏稠的……食物的口感多种多样。

如果在一次进餐过程中混杂多种口感，会享受到咀嚼的乐趣，从而品味出食物中更天然的美味。

让每天的膳食丰富多彩，口感的变换与搭配起着极为重要的作用。这不仅依赖调味品的添加，还要兼顾食物的口感。

口感随烹调方法而改变

即使是相同的食材，口感也会因切法和加热方法不同而迥异。

例如山芋，生吃会感觉脆嫩，但一经研磨，就会变得稠稠的、呈现出完全不同的口感。而蒸煮后会变得软软的、暄腾腾的。

不同的烹调方法可以使食物呈现出自身的特性与口感。

相关阅读页➡P76

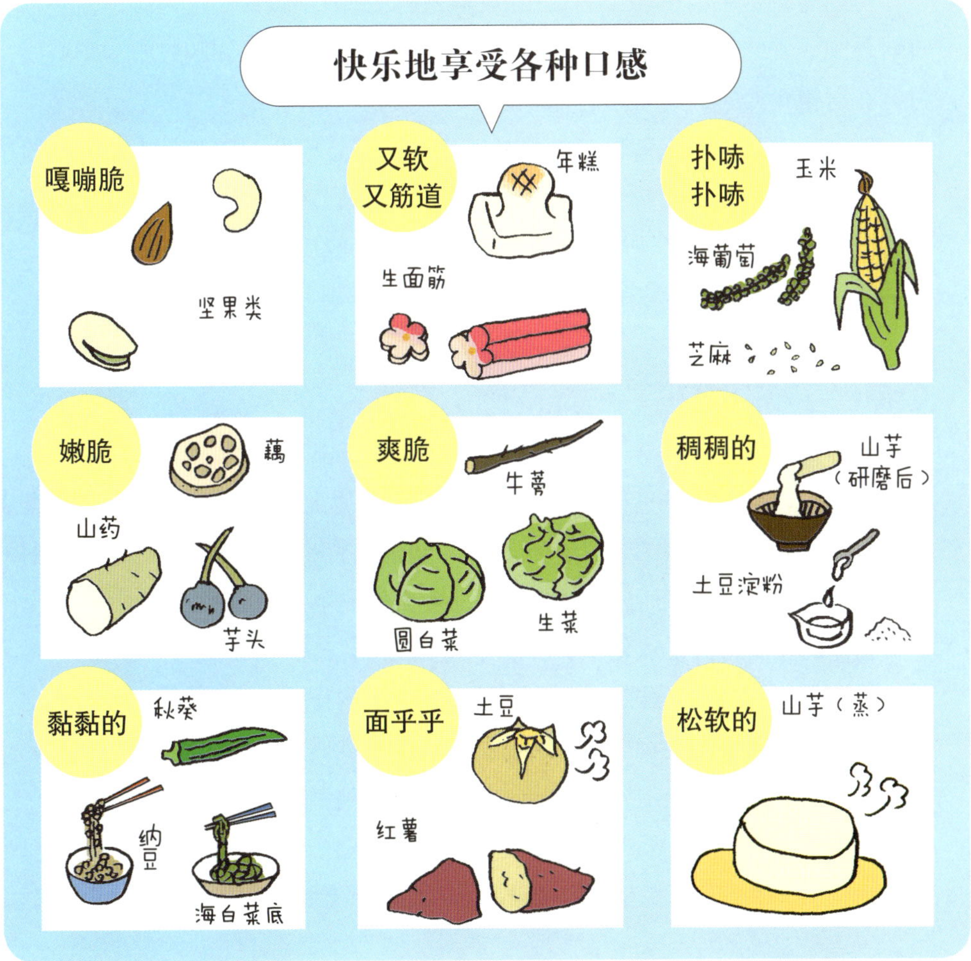

调味要点 1

可降血糖的调味法

◉清淡的口味有助于降血糖

味道是决定食物是否美味的关键

味道基本分为甜味、咸味、酸味、苦味、鲜味五种。能够感知味道的是舌头上的味蕾细胞，各种味道需要舌头的不同部位来感知。舌头再将各部位所感知到的味道经脑干传递给大脑的味觉区。

与此同时，眼睛、鼻子、耳朵等也将感受到的刺激传递给大脑，就这样，通过对外观、香味、声音、口感等方面的反馈，人们可以感知到好吃与不好吃。不过，在这些元素中，判断好吃与否的关键主要是味道。

感知味道的味蕾随着年龄的增长而逐渐萎缩。因此，年长的人比较喜欢浓重的味道。近年来，由于锌摄入不足，导致味蕾细胞新陈代谢低下，年轻人也出现了对味觉感知不敏感的现象。再有就是经常在快餐店就餐，味觉感知能力会逐渐迟钝，这点需要引起大家的注意。

不同的营养素味道也不同

各种营养素的作用与功效不但有各自的特征，其味道也各不相同。

例如，碳水化合物的味道是甜的，回想一下我们常吃的米饭、馒头等含碳水化合物的食物，大多带有甜味。这是因为碳水化合物中的淀粉在唾液淀粉酶的作用下被分解成麦芽糖，所以，米饭、馒头等食物越嚼越觉香甜。

食盐的主要成分是氯化钠，因此味道是咸的。

醋酸与柠檬酸等是酸的，具有促进唾液分泌的作用。

某些蔬菜中所含的物质偏苦，适量食用可起到调剂口味的作用。

含有氨基酸和核酸物质的食物吃起来会感知到鲜味。

不同种类的鲜味交汇组合在一起时，人感知味道的神经更为敏锐。比如海带中的谷氨酸具有提鲜作用，在希望控制盐分时，可以有效利用谷氨酸的这个特性。

五种味道是构成美味的重要元素，膳食的厚重滋味，不是单独一种、而是几种元素相互结合的成果。

甜味中加入咸味，可以加强味道的自身特性，形成对比效果。例如，西瓜上撒盐或年糕小豆粥中放一小撮盐，可以使食物更加甘甜。

添加其他味道也会出现上述效果，例如通过蔬菜的苦味可以衬托出甘甜的味道。另外，水果酸甜可口的味道，使人们在感知甘甜的同时还可以品味到淡淡的酸味。

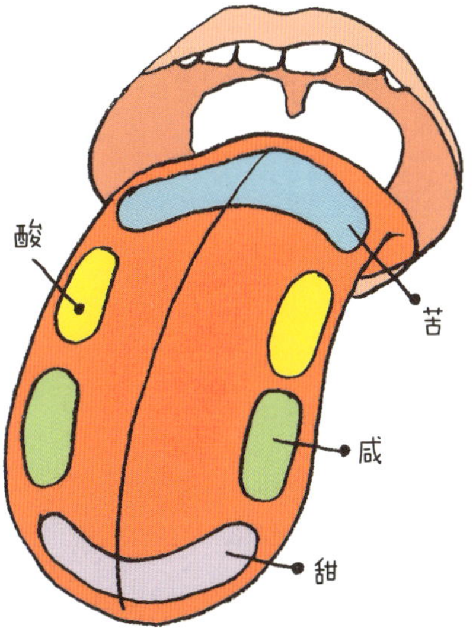

舌头不同部位对味觉的感受

降低血糖的秘诀在于清淡的味道

既清淡又美味的膳食是降低血糖的关键。吃盐过多容易引起高血压，同时浓重的口味又会导致米饭摄入过量，使热量超标。因此，需要开动脑筋，想想如何才能做到既少盐又可口。可以尝试烹调时清淡一些，待菜肴快熟时再放盐的方法，这样，既能保证菜肴的清淡，又能使舌尖感知到味觉刺激。

另外，巧妙利用调味品和改善食物的外观可以减少热量的摄取，达到降血糖的目的。常见的方法有：

①巧妙利用鲜味。

②充分享受食物的香味。

③让菜肴看起来赏心悦目。

④发挥酸味的作用。

⑤不添加不必要的调味品。

需要注意的是，在调味时应避免过于浓重，有效利用食材特有的味道，在充分享受美味的同时达到控制血糖的目的。

相关阅读页➡P96、P102

调味要点 2

巧妙利用食物的鲜味

◉鲜味可使食物更加可口，并能减少热量和食盐量

不同食材组合可使食物更加鲜美

巧用鲜味做出厚重的口感是很多饮食的特点。比如鲣鱼海带汤中就含有各种鲜味成分。构成鲜味的主要成分是氨基酸与核苷酸，鲜味成分在富含蛋白质的食品中含量较多。

日本快餐中常用鲣鱼与海带的混合汤汁，这主要是由于鲣鱼中所含的肌苷酸与海带中的谷氨酸效果叠加使味道更为鲜美。

干香菇中的鸟苷酸也常常作为鲜味成分被人们广泛利用，将其巧妙地与其他食材进行搭配就能调制出醇香四溢的鲜汤。

如何充分发挥食物的鲜味

口感鲜美的菜肴，即使添加很少的盐和糖，也可以做到醇香可口。

为此，除了巧用鲜汤增加食物的鲜味外，还可以在菜肴中搭配一些含鲜味成分较多的食材。

为了容易入味，在烹调前的准备阶段，可以将蔬菜、鱼、肉、豆腐等用刀斜切几下或者用水焯一下，这样一来，鲜味成分就可以渗透到食材的内部当中。

另外，炖煮鲜汤后，不要将食材扔掉，比如海带鲣鱼汤中的鲣鱼片、香菇、海带，将它们切碎后，搅拌在调料里，能够充分发挥其鲜味作用。

鲜味可提高人的饮食满足度

越咀嚼越容易品尝到味道的鲜美。通过细细咀嚼，鲜美的口感会愈发浓烈，唾液随之分泌，使人容易获得饱腹感。不仅是日餐，各种类型的菜肴都可以尝试此法。

相关阅读页➡P94

鲜味的种类繁多

肌苷酸
鲣鱼片
小干杂鱼

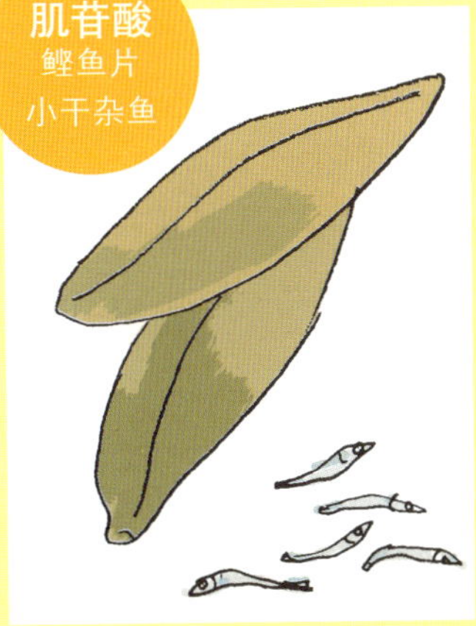

鲣鱼片中如果背骨暗赤色部分过多，会导致汤汁色深味不正。将小干杂鱼的头部与腹部去除，可去苦味。

鸟苷酸
香菇

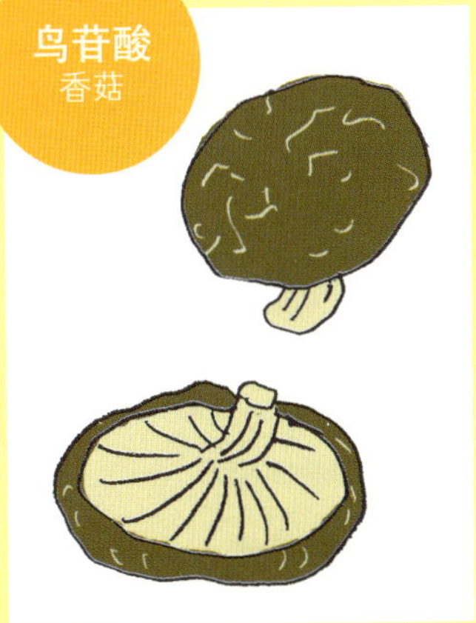

泡香菇的水味道鲜美。将香菇浸泡在温水中，短时间内就会变软胀大、鲜香四溢。

谷氨酸
海带

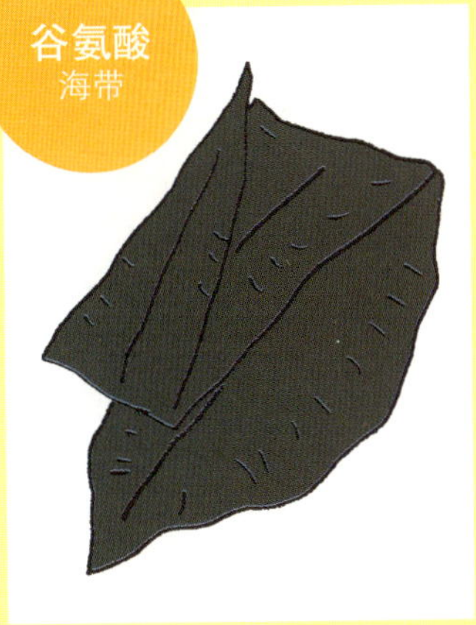

用水煮可提炼出鲜味。为了避免海藻的腥味，可在水沸腾前捞出。

琥珀酸
贝类

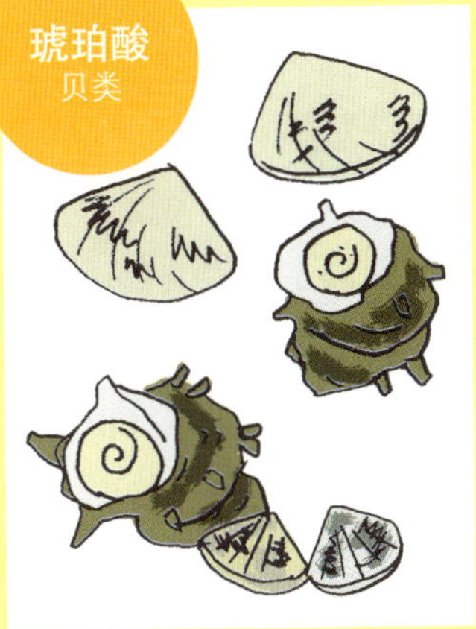

贝类煮或炖后，琥珀酸容易溶解到水中，可以将煮或炖贝类的水做成汤等。

调味要点 3

充分享受食物的香味

◉做出美味佳肴不仅靠味道，还要会巧用香味食材

香味具有预防慢性病的功效

人有五感：味觉、视觉、听觉、触觉与嗅觉。嗅觉可以说是饮食生活不可或缺的要素。

香味可以刺激嗅觉。人闻到香味后，会将这种刺激传输给大脑，使人产生香甜可口的感觉，食欲随之增强。同时，香味所带来的愉悦感也会使人的满足感更加高涨。在香味的作用下，即使再清淡的味道，人也会产生食物带来的满足感。

食品中含有各种香味成分。柑橘类水果，其香味成分存在于果皮与果汁中。肉鱼菜肴中添加的香草、香料、香辛料、葱姜类佐料等也含有大量的香味成分。

近年来，研究证实植物生化素中存在着香味成分。另外，植物生化素因具有抗氧化作用，所以有助于多种慢性病的预防。

膳食中巧用香味成分的关键在于使用的最佳时机。

香味成分容易挥发，如果从菜肴烹饪完毕到进食间隔的时间较长，香味易蒸发。如果在将要进食时再添加调味品或勾一下芡，就可以充分享受美味了。

相关阅读页➡P64

含香味成分的食物

食材	香味成分
枸橼	橙皮苷
柑橘类水果	柠檬萜
葡萄柚	圆柚酮
山莓	覆盆子酮
大葱、洋葱、大蒜	硫化丙烯
芹菜	芹菜素
罗勒	芳樟醇、丁香油酚
紫苏	紫苏醛
香菜	正癸醛
姜	姜酚
芥末	芥子油苷
秋葵	异硫氰酸酯

香上加香的窍门

最后放香油

在炒饭或炒菜时，出锅前放几滴香油味道更佳。与在烹调过程中添加相比，快熟时滴几滴就可以达到预期效果。

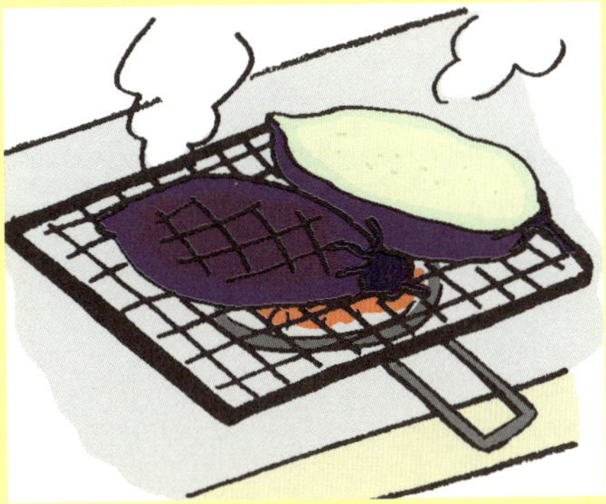

添加柑橘类果汁

拌菜或烧烤类食物在食用前滴几滴柑橘类果汁，菜肴会清香扑鼻，愈发鲜美。

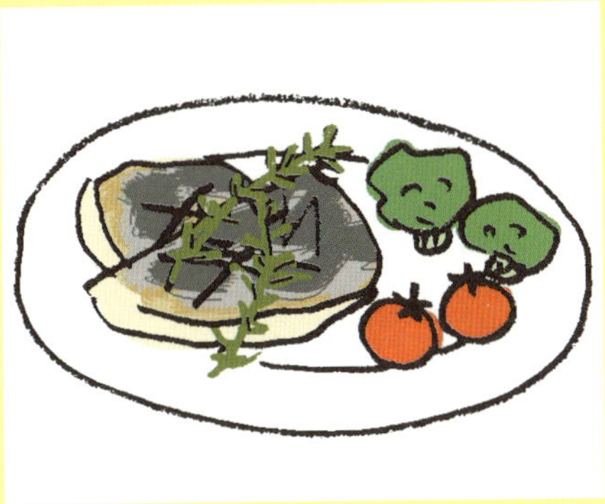

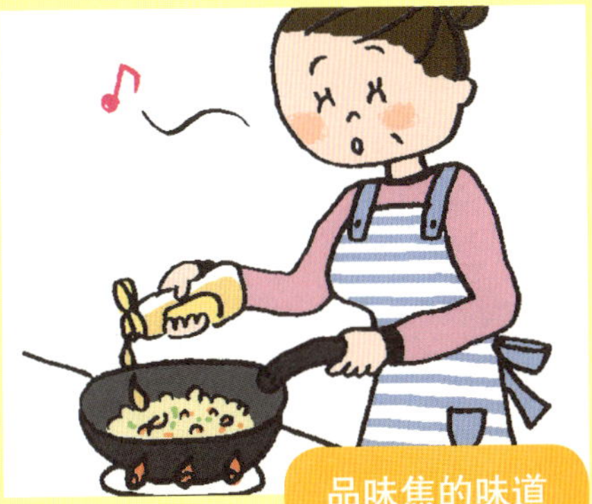

品味焦的味道

食物烤得过焦吃起来口感不好。如果烧烤适度，食物会香味四溢，口感更佳。

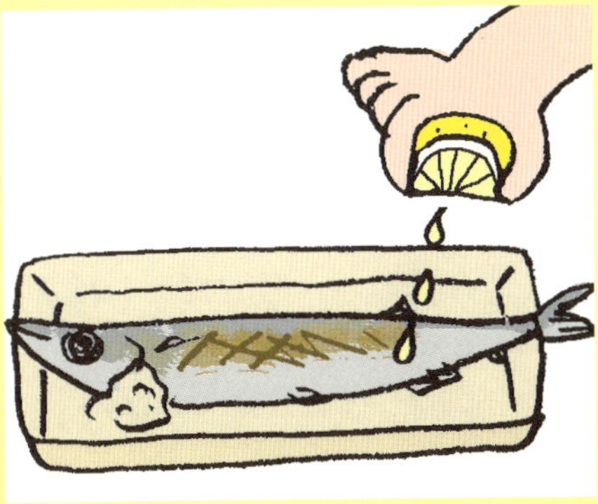

巧用有香味的蔬菜

根据菜肴的种类，可以巧妙搭配香草、香料、香辛料、葱姜类佐料等。比如寿司搭配姜片，不仅可以增香，还有帮助消化等功效。

调味要点 4

让菜肴看起来赏心悦目

◉品相好的食物会使人食欲大增

用眼睛品味食物

人们主要是靠五感来感知菜肴的味道，因此，食物的品相也是人们判断食物好吃与否的一个重要因素。据统计，依靠视觉印象判断食物好吃与否的人占80%之多，这也说明食物的品相与美味与否的说法并非言过其实。

松软的米饭、三角形的饭团、诱人的咖喱饭……这些米饭即使是相同的原材料、相同的量，但因形状不同，人们视觉上对其味道的感受也不同。

暖色系食物易勾起食欲

食物的颜色是关系到食物品相的要素之一。研究显示，冷色系的蓝色会使人食欲降低；不过，同是冷色系的绿色和紫色，因为容易使人联想到柿子椒和茄子，所以，与蓝色相比，其降低食欲的情形较少。

相反，如果食物中有番茄和鸡蛋就会使人食欲大增。一般来说，红色、黄色这样的暖色系食物能够促进人的食欲。很多餐馆的招牌以及篷子多采用黄色，据说也是为了勾起人们的食欲，增加客源。

菜肴如何摆放关系到进餐满足度

为了使食物看起来就好吃，餐桌的布置与摆放也很关键，其中，最重要的当属餐具的选择。无论中餐、西餐还是日本料理，建议选择适合各种氛围、与菜量相配的餐具。

将买回来的菜肴直接放到餐桌上，平淡而又索然无味。如果将其摆放到家里的餐具中，吃起来就如同自己做的一样有家的味道。

另外，您也可以多备一些餐具。例如，预备几种调料放到不同的餐具中，这样的话，除了可以品尝各种口味，餐具数量的增多也可以提升人的满足感。

当然，菜肴的盛法也是不容忽视的一点。在盛放拌菜与沙拉时，可以中间堆得高些、蓬松一点，使其看起来品形俱佳。为了与主菜交相呼应，配菜尽量选择颜色亮丽的食材。

另外，也可以巧用桌布以及餐具垫搭配出更好的效果。

使菜肴品相诱人的窍门

选择合适的餐具

选用与菜肴相配的餐具，可以相互衬托，看起来更好吃。

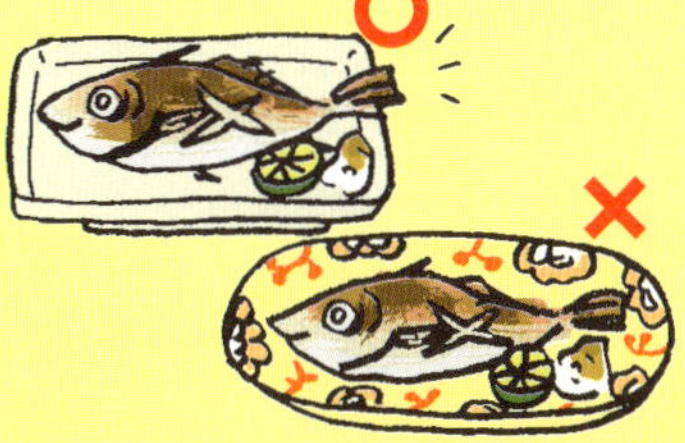

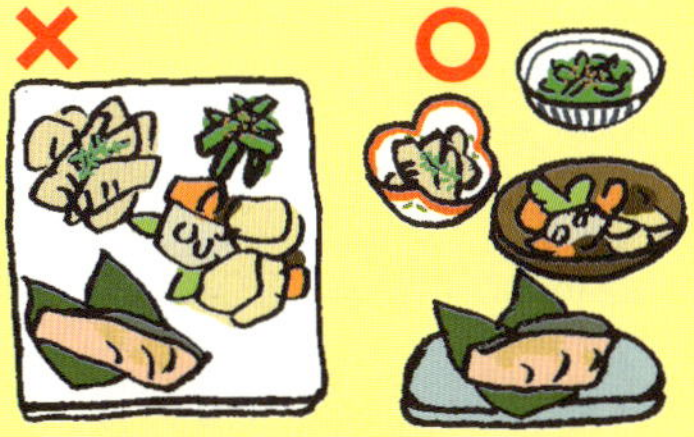

增加餐具的种类

即使相同的菜肴，放到不同的餐具里会让人心情愉悦。

巧配颜色

如果配菜的颜色丰富多彩，看起来会更好吃。配菜以红、白、黄、绿、黑五色俱全为宜。

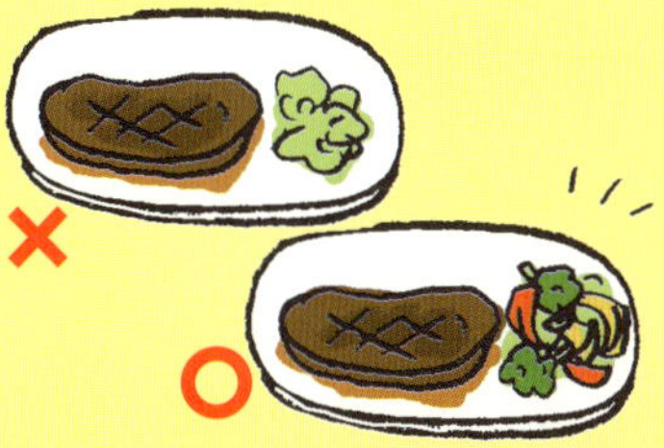

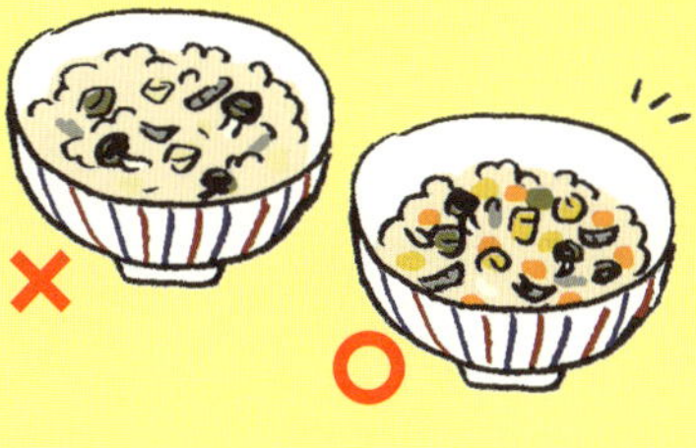

补充颜色

利用姜黄、咖喱粉、红紫苏等给菜肴上色，使菜肴看起来更艳丽。

使食物保持蓬松

盛放时，让菜肴保持蓬松状态，这样不但看着好吃，而且有分量感。

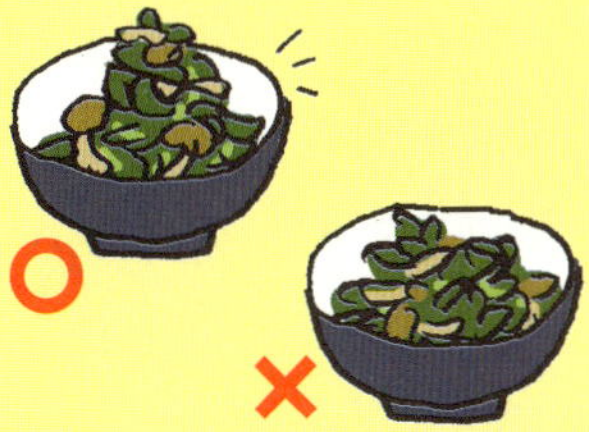

调味要点
5

充分发挥酸味的作用

◎在低盐菜肴中有效利用酸味

盐摄入过量也会导致糖尿病

为了控制血糖，人们往往很在意糖分而忽视了盐分。实际上，掌控盐的摄入量至关重要。

平时摄入盐较多的人口味大多偏重，这样一来，不仅容易使进食量增加，而且血压也容易升高。高血糖与高血压均易引发血管疾患。如果血压长期偏高放任不管，使血管受损，就有可能导致糖尿病的发生与恶化。因此，除了要对与血糖值密切相关的糖分多加关注外，还要对盐进行严格控制。

减少膳食中的盐

在日常饮食中如何做到既能控制盐分，又能满足人们的口味呢？

食盐、酱油、大酱、泡菜、海味、鱼肉制品等，这些人们熟知的食材与调味品，多数都含有大量的盐。平时应注意少食这类食品。

尽量避免在菜品上浇洒酱油和调味汁。可以将调味汁单独放在碟子中蘸着吃，这样可以减少盐的过度摄入。

用酸味代替咸味

强制性减少菜肴中的调味品会使菜肴不够鲜美，有人会因此而烦恼。其实有很多方法可以弥补少盐失去的美味。

弥补少盐的最佳方法是增加其他味道，比如酸味、苦味、鲜味等。

酸味是替代咸味最常用的一种味道。酸味食品不仅可以增加香味与鲜味，还能使美味更美。另外，在含脂质较多的菜肴中添加点酸味，会使菜肴爽口不腻，更易进食。与甜味不同，酸味一般不会增加热量。带酸味的食材很多，在每天的餐桌上都可以增加一些酸味。

相关阅读页➡P94

常见的酸味食品

醋

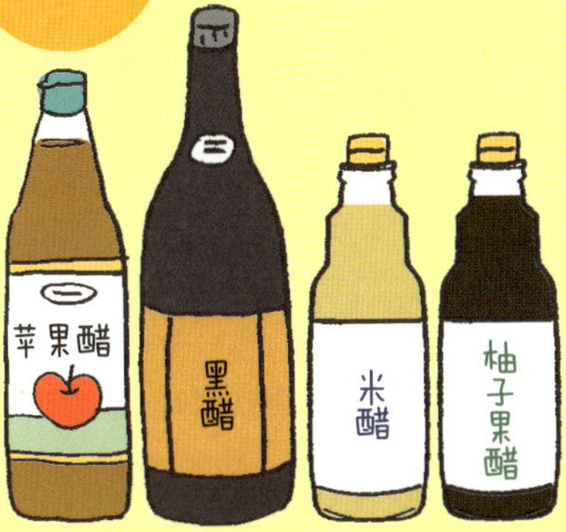

无论是醋拌凉菜还是低脂色拉调料，都可以使人胃口大开，并能摄取足够的蔬菜。醋有很多种，您可以根据菜肴的风格合理使用。

柑橘类水果

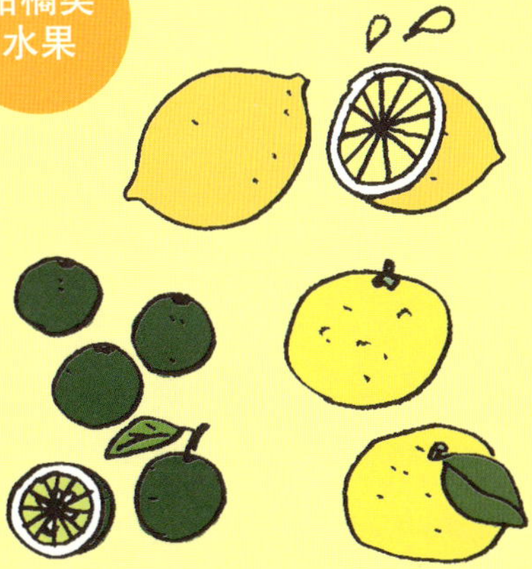

柠檬等柑橘类水果可以用在中式、西式、日式等任何风味的菜肴中。此类水果一年四季均宜取食，是万能的酸味调味品。

梅干

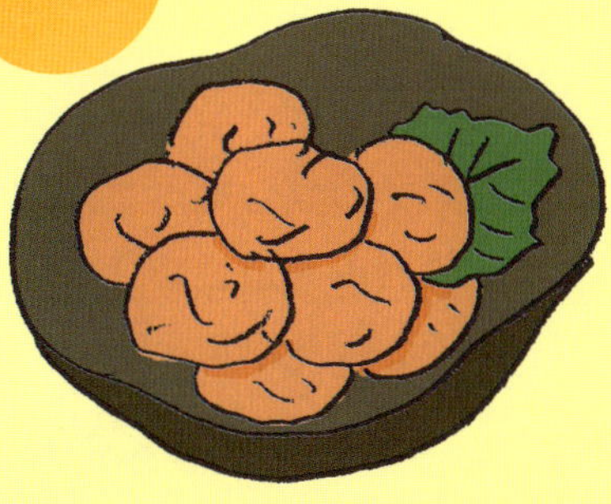

梅干具有清爽的香味和甜味，可以用在各种菜肴中。市面上销售的一般都是调味腌制型梅干。因腌制调料不同，所以味道各异，可根据自身口味选用。由于梅干含盐较多，不宜过多食用。

酸奶

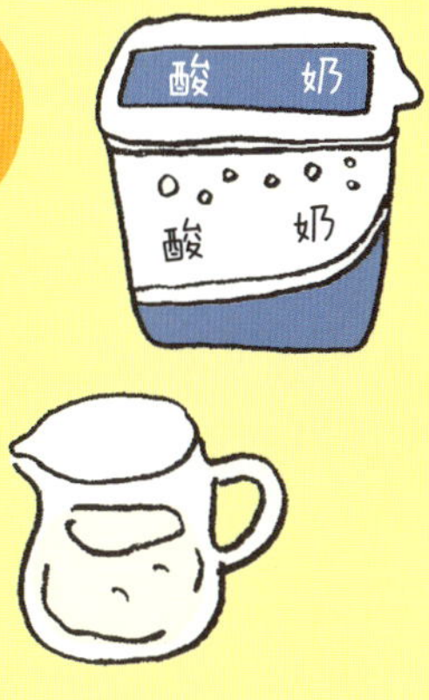

有些人常将酸奶作为饭后甜点，也有些人将酸奶用于菜肴中。还可以在色拉汁中加入酸奶。

调味要点
6

不添加不必要的调味品

◉不要忽视调味品的热量，尽量将热量降低

不要忽视调味品中的热量

即使在选用食材时注意考虑热量高低的人，忽视烹调用调味品所含热量者也不在少数。

若想感知菜肴的鲜美味道，调味品必不可少，但其中也含有热量。无论怎么用心选择低热量食材，如果过度使用调味品还是会导致热量的增加。

例如砂糖和甜料酒，因其含糖量偏高，过度使用不仅会使热量增加，血糖也容易上升。用油制作的蛋黄酱含有大量的脂质，是高热量调味品。与其他调料相比，酱油虽然热量较低，但盐分较高，不宜使用过多。

因此，应对平时经常使用的调味品的用量及其热量有所了解。这样一来，烹饪菜肴或进食时就会自然而然地减少调味品的使用。

常见调味品所含热量

调味品	一小汤匙		一大汤匙	
砂糖	3克	12千卡	9克	36千卡
甜料酒	6克	14千卡	15克	35千卡
大酱	6克	12千卡	18克	36千卡
番茄酱	6克	7千卡	18克	21千卡
蛋黄酱	4克	28千卡	15克	105千卡
浓味酱油	5克	4千卡	15克	12千卡
醋	5克	2千卡	15克	6千卡

减少调味品的妙招

要想控制热量与盐分，需将调味品的量尽可能控制在最低限度内。如果使用新鲜食材，即使使用少量的调味品，凭借食材原有的味道，也可以美美地品尝一番。为了享受膳食带来的快乐，可以在怎样减少调味品方面花点心思，诸如用刀在食材上做些花刀样的处理，搅拌的时候不用餐具而借助食品袋等。

另外，加工食品调味较重，佐料的味道会破坏食品本身的味道，因此尽量少吃。

相关阅读页➡P52、P54

巧妙减少调味品的应用

使用食品袋搅拌

将调味品与食材放入食品袋，排空空气，摇一摇、搓一搓，这样即使放少量的调味品也可以很好地渗透到食物中。

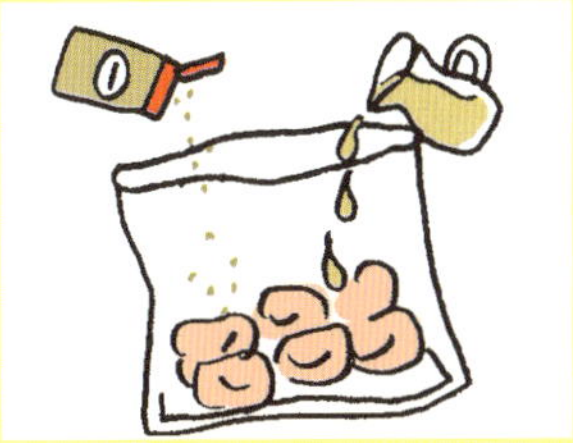

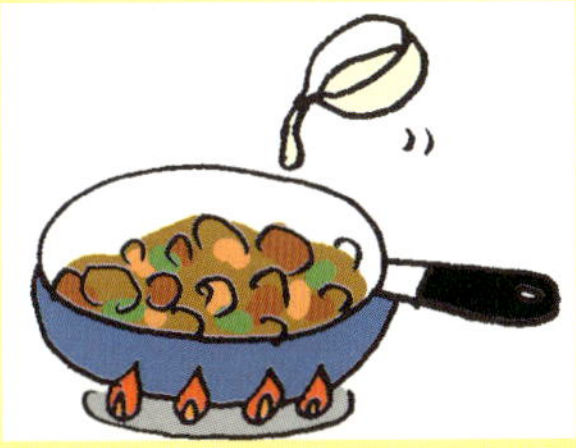

勾芡

用淀粉勾芡，调料和汤汁会与食材混为一体，这样不仅能减少调料的量，保温效果也同时得到了增强。

小火烹饪有助于释放鲜味

用小火慢炖，使调味品充分融入食材内。蔬菜等经过水煮后甜味与鲜味更为强烈。

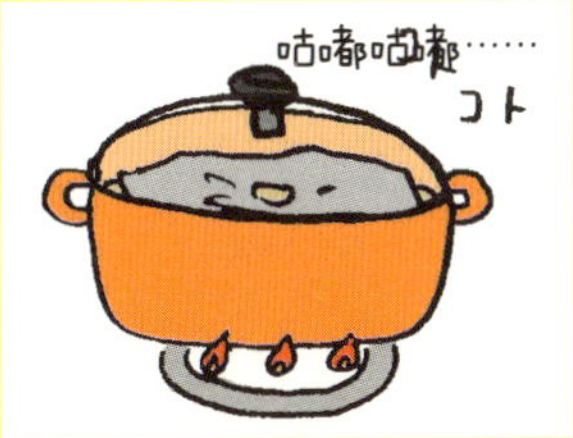

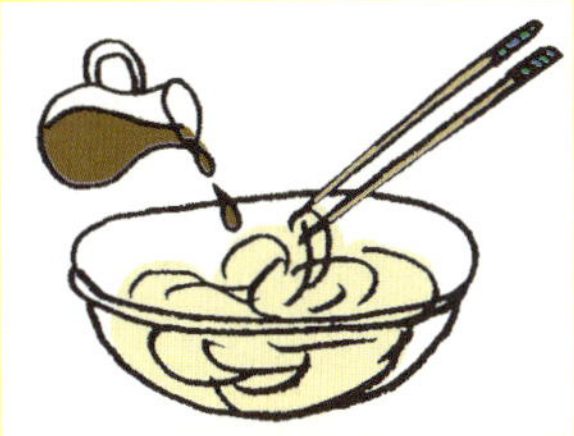

凉拌面可减少调味汁

凉面类食物，因将面条与调味汁搅拌后再进食，所以使用调味汁的量相对较少。

将食材做花刀样处理

食物在煮或烤之前，可以做一些花刀样处理，这样容易入味。

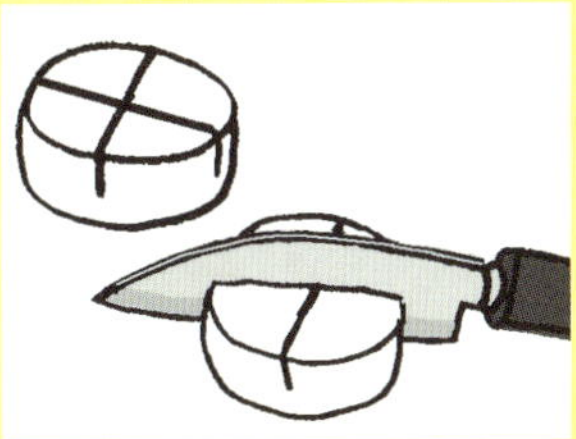

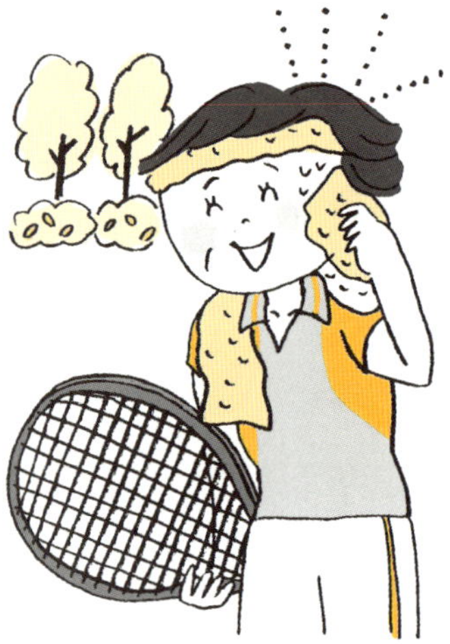

第3章

放心享用降糖美食

本章通过对32种食物以及肉、奶、油、甜食及饮水方面的介绍，让您在充分了解这些食物营养价值的同时，还可以尽情享受它们所带来的美味。

此章菜单上的标识

120千卡 …… 热量

食品推荐 1

糙米

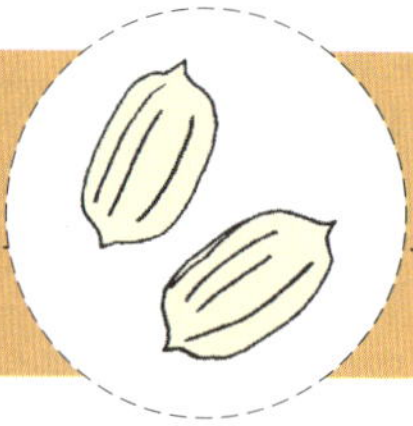

◉充满生命力、营养满分的食物

除去稻谷壳后的大米称为糙米，剥净米糠层与胚芽后的糙米称为白米，保留80%以上胚芽的糙米称为胚芽米。

与白米相比，带有米糠层和部分胚芽的糙米所含营养素丰富，其膳食纤维、维生素B_1、维生素E的含量是白米的4倍，维生素B_2、脂肪、铁、磷的含量为白米的2倍。

B族维生素是碳水化合物、脂肪、蛋白质转化为热量时所需的营养素。其中维生素B_1与糖的代谢关系较为密切，是保持正常血糖必不可少的营养素。

膳食纤维大多存在于糙米的米糠层内。膳食纤维不仅能够预防便秘，还能将体内多余的胆固醇等物质排出体外，有助于改善肠内环境等功效。富含膳食纤维的食物如果不细细咀嚼很难下咽，这样一来，糙米等富含膳食纤维的食物还具有增加饱腹感，防止进食过多，预防肥胖的作用。

另外，糙米的米糠层和胚芽部分还含有具有预防动脉硬化与老化的油酸和亚油酸。

由于糙米有外壳，因此加热后其维生素的损失较小，这也是糙米的一个特性。

之所以糙米的营养素如此丰富，是因为糙米中含有供新生命在糙米中发芽、生长为稻谷所必需的全部营养成分。

具有较高营养价值和保健功效的糙米，因带有糠壳的缘故，存在着不易消化的特点。食用时最好充分水煮，熬成黏稠的粥或蒸成较软的饭，并细细咀嚼。

相关阅读页➡P54、P58、P62、P72

口感黏稠的糙米饭 124千卡

◎ 材料（2人份）

糙米 ………………………………… 约150克

水…………………………………200毫升

盐…………………………………………少许

◎ 做法

①将糙米放入水中，边搅拌边淘洗。

②将洗好的米和水放入锅内，浸泡6个小时以上（没时间的话，浸泡30分钟也可）。

③用中火将米煮沸，不盖锅盖。

④煮沸后，加盐，盖上锅盖，小火加热25分钟。

⑤烹饪好后，不打开锅盖，再焖15～25分钟。

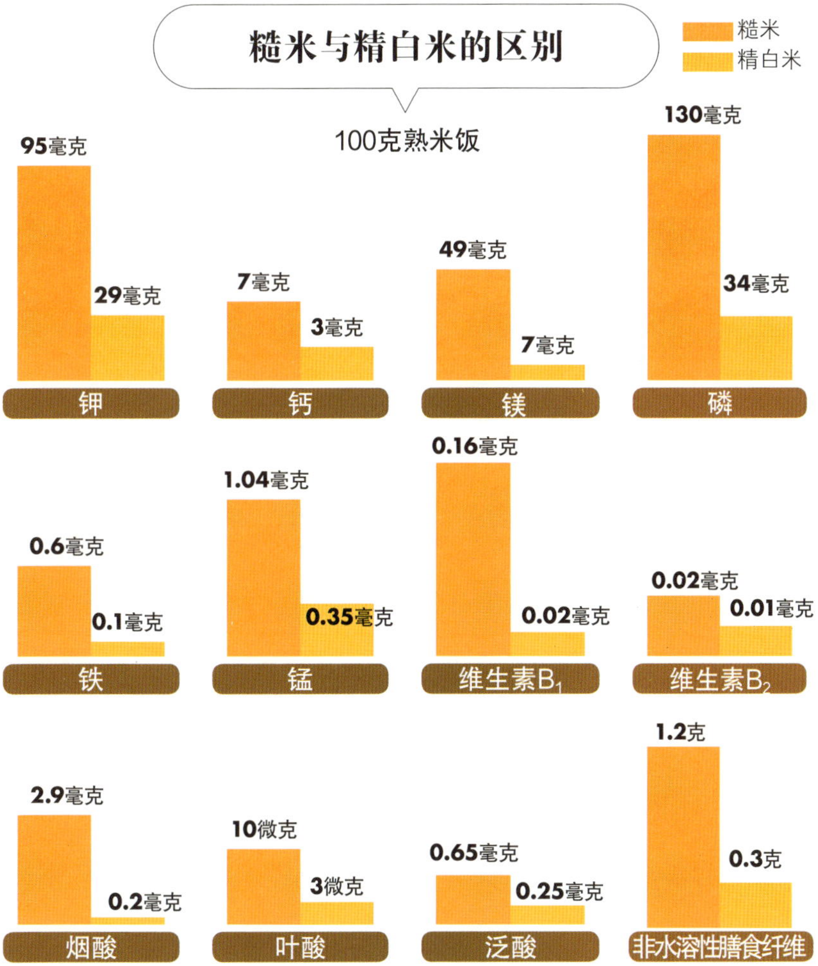

食品推荐 ❷

大豆

◉含有丰富的优质蛋白，被誉为“田中之肉”

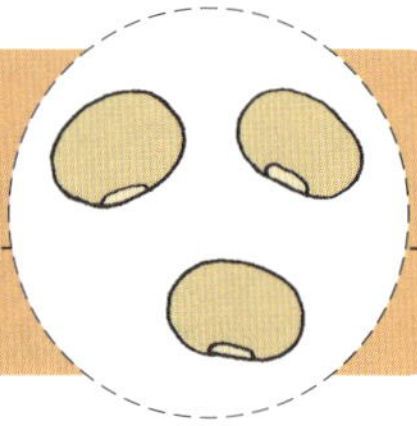

蛋白质是构成人体组织的重要组成部分，同时它又是构成人体血管的原材料。适量摄取可以减少罹患动脉硬化和卒中等疾病的风险。

大豆蛋白质具有一个显著的特点，即含有人体无法自身合成的必需氨基酸。这些必需氨基酸种类齐全，比例均衡，可在人体内得到高效的利用。

大豆蛋白与肉类等动物性蛋白相比，脂质较少，属低热量食品，是肥胖与患慢性病人群的最佳选择。

除蛋白质外，大豆还含有很多营养素，如宝宝成长不可或缺的钙、具有降血糖作用并可预防慢性病的膳食纤维以及能够缓解疲劳的维生素B_1等。

另外，大豆中含有大量植物激素——异黄酮，可以补充更年期减少的雌激素，具有预防和改善更年期综合征，防止骨质疏松的功效。异黄酮堪称是女性的必需营养素。

除此之外，大豆中还含有具有清洁血管，预防动脉硬化的皂甙；活跃大脑细胞，增强记忆力的卵磷脂；促进红细胞的生成与细胞分裂的叶酸以及促进盐分排出从而使血压得到控制的钾等。

未加工的大豆难以消化，可以将大豆以煮或炖的形式软化后进食，或者先将大豆泡发后再烹饪。

煮熟的大豆可应用于各种菜肴中，比如沙拉、炖菜、汤等。当然，豆腐、豆乳、豆面、豆腐渣、豆腐皮等也是对身体有益的大豆制品。

相关阅读页➡P56、P58、P62、P70

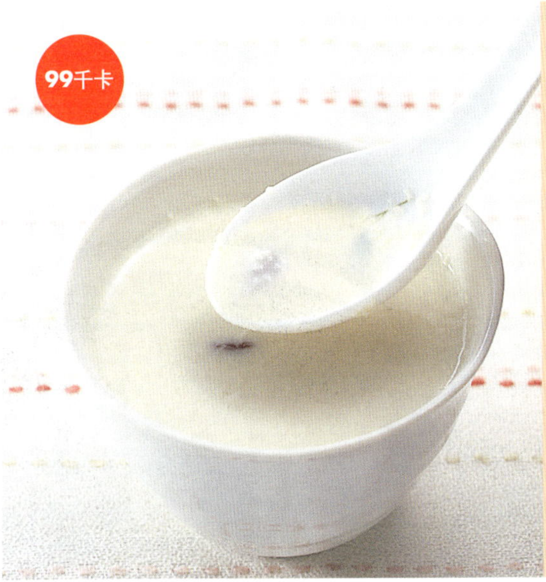

豆乳汤

◎ 材料（2人份）

绢豆腐 ……………………… 100克

豆乳 …………………… 200毫升

洋葱 …………40克（1/4小个）

盐 ……………………………… 少许

枸杞 ………………………… 适量

◎ 做法

①将洋葱切成小方丁烹炒。

②将绢豆腐、豆乳和洋葱丁放入搅拌机内充分搅拌。

③在②内放入食盐后搅拌。

④将拌好的食物放到餐具内，点缀几粒枸杞。

黏滑纳豆

◎ 材料（2人份）

纳豆 ……… 50克（2包）

秋葵 ……… 30克（2根）

山药 …50克（8厘米长）

黄麻叶 … 40克（1/2把）

浓味酱油 ……… 2小汤匙

◎ 做法

①将纳豆搅拌开。用水焯一下秋葵，然后切成小片。山药切成稍细的长方块。

②用水焯一下黄麻叶，沥干水分后放入容器内，然后倒入酱油充分搅拌。

③将①倒在餐具内，然后将②放在上面。

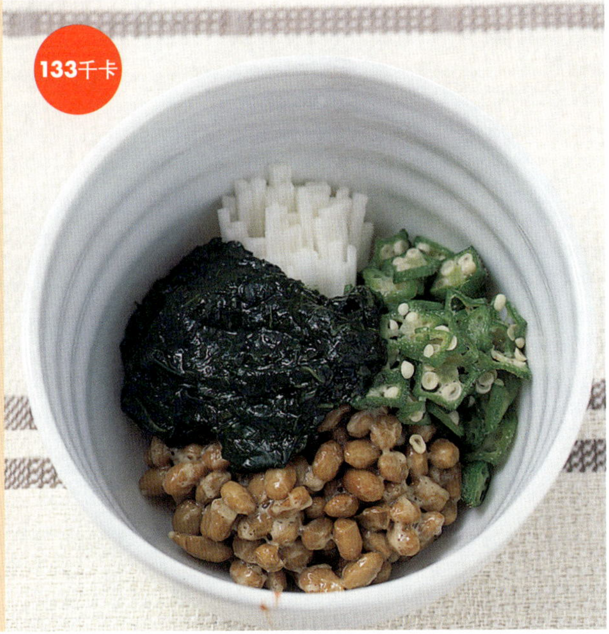

食品推荐 ③

银鱼

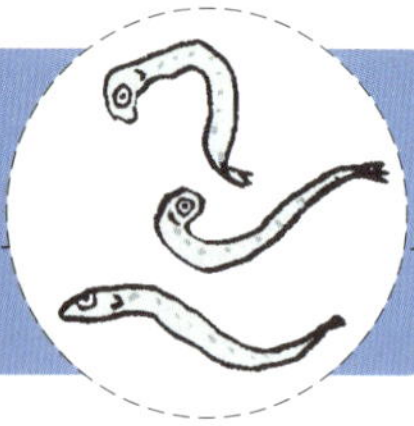

◉整体均可食用，且含钙丰富

银鱼是指晒干的日本鳀鱼等鱼类的幼鱼，干银鱼则是指经盐水煮过后再晒干的银鱼。无论是银鱼还是干银鱼均含有丰富的钙。此外，两者还含有大量帮助钙吸收的维生素D。

不过，由于银鱼含盐分较多，而盐分过多容易导致钠的摄取超标，故应多加注意。钾具有促进钠排出体外的功效，因此可以将银鱼与含有钾的蔬菜或水果等一起食用。

充足摄取钙和钾对降低血糖来说非常重要，但是，由于钙的吸收率较低，如果过多摄入妨碍钙吸收的磷，磷即会与钙结合，从而造成钙在尚未被利用的状态下被排出体外。快餐等加工食品含磷较高，注意不要过多食用。

相关阅读页➡P60、P96、P104

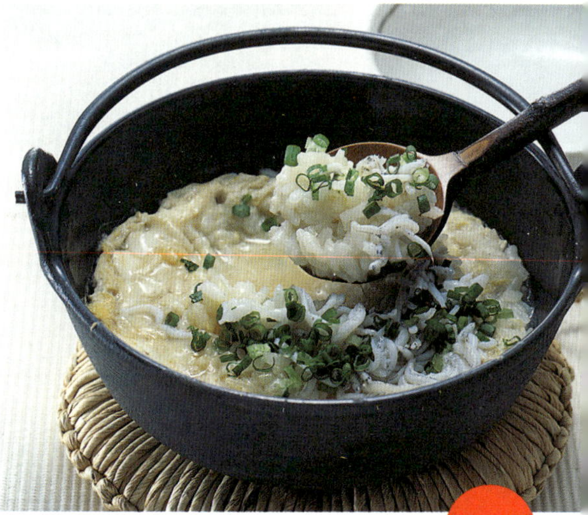

226千卡

银鱼稀饭

◎材料（2人份）

大米	200克
鸡蛋	1个
银鱼	15克
鲣鱼海带汤	400毫升
盐	少许
酒	1/2大汤匙
浓味酱油	1/2小汤匙
小葱、切碎的海苔	各适量

◎做法

①将大米淘洗干净，鸡蛋均匀打散，小葱切成小段。

②将鲣鱼海带汤、盐、酒、酱油搅拌均匀，然后放入米与银鱼一起炖煮。

③待②滚开后，调至小火，倒入鸡蛋煮熟，最后撒上小葱、海苔。

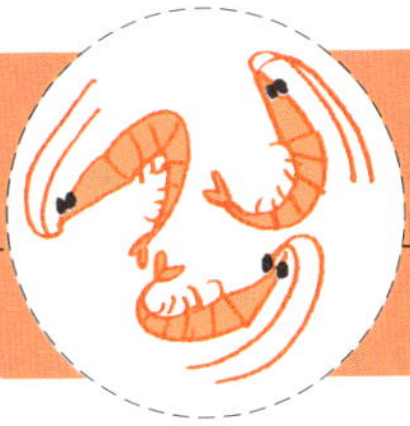

虾

◉ 风味与外观俱佳的菜品

虾有300余种，虽种类不同，它们却有共同的特点，即体内含有大量的蛋白质、二十碳五烯酸以及二十二碳六烯酸。此外，虾中还含有丰富的锌和维生素E，因而具有美肤、缓解疲劳的功效。

虾含有虾青素，是一种具有很强抗氧化作用的成分，可以预防和改善动脉硬化、缓解疲劳、调理失眠等。虾中还含有可以降低血液中胆固醇的牛磺酸。

另外，虾壳中含有与牛磺酸一样可以改善脂质代谢的甲壳素，它能够缓解过敏症状，抑制产气荚膜梭菌增殖的作用。产气荚膜梭菌是引发大肠癌的致病原因之一。

像樱虾等体积较小、可以直接食用的虾，建议连皮一起整个食用。樱虾具有独特的风味，食用时可以减少调味品的使用。樱虾可以搭配各种菜肴，比如炒菜或者拌菜等。

相关阅读页➡P72、P98

168千卡 干烧明虾

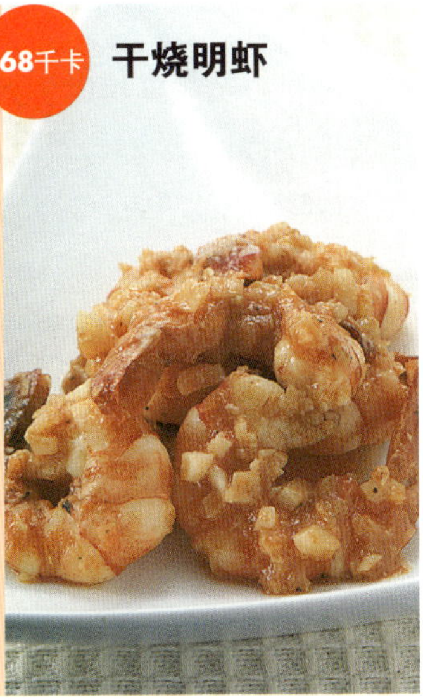

◎ 材料（2人份）

虾（带壳）····20克（16只）
藕··········20克（2厘米长）
盐、胡椒粉··········各少许
淀粉··················1大汤匙
大葱·······10克（8厘米长）
砂糖··················1小汤匙

ⓐ
番茄酱················3大汤匙
蒜末··················1小汤匙
姜末··················1小汤匙
水····················100毫升
醋、豆瓣酱·····各1/2小汤匙

◎ 做法

①虾去壳，剔除虾背上的线后撒上盐和胡椒粉，使其充分入味后裹一层淀粉。

②将藕与大葱切成末。

③将①快速过一下热水。

④将ⓐ放在一起搅拌均匀。

⑤用锅将②烹炒一下，然后加入③，用④调味。

⑥装盘。

食品推荐
5

芜菁

◉根茎均可食用的蔬菜

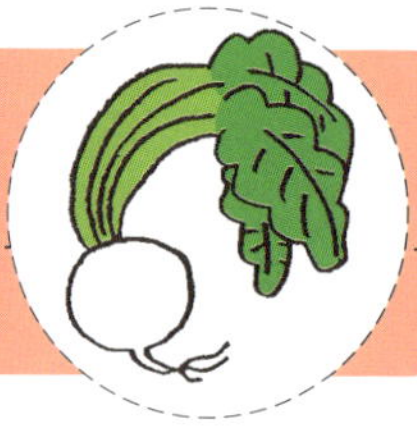

芜菁又称大头菜，在世界各地的种植历史悠久。芜菁具有多种药效，很早以前就被人们运用到民间疗法中。特别是芜菁具有暖体、帮助消化的作用，因而常作为天然消化药被广泛应用。

人们常常将芜菁的叶子扔掉，其实叶子中营养素丰富。叶子中所含的大量维生素C具有抗氧化作用，压力较大、担心紫外线辐射、容易感冒及吸烟的人应多多摄取。芜菁的叶子中还含有大量可以预防骨质疏松和健康牙齿的钙。

另外，芜菁也是优质膳食纤维的供给源。膳食纤维可以减缓人体对葡萄糖的吸收，具有预防糖尿病的作用。

相关阅读页➡P58、P62、P72

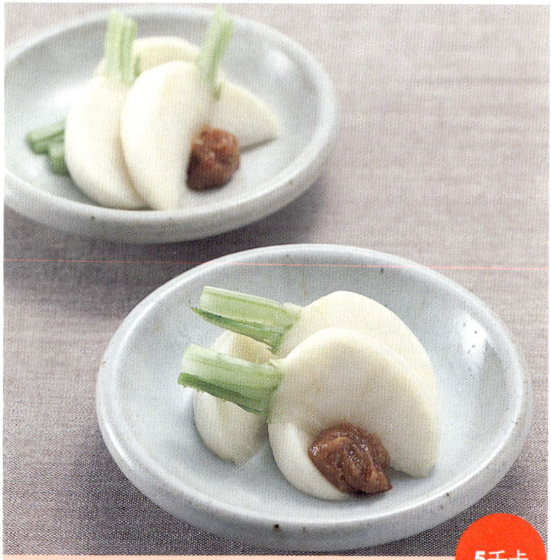

5千卡

香腌芜菁

◎ 材料（2人份）

芜菁……50克（1个）
盐……小半匙
海带……1段（5厘米×3厘米）
红辣椒（干）……1个
梅子果肉……适量

◎ 做法

①留部分茎，将芜菁切成8等份。海带切成丝。干辣椒用热水泡发后，清除辣椒籽。

②将①放入食用袋中，添加食盐后，使其充分混合。

③将②内的空气排空，腌制数小时。食用时倒入盘中，点缀上梅子果肉。

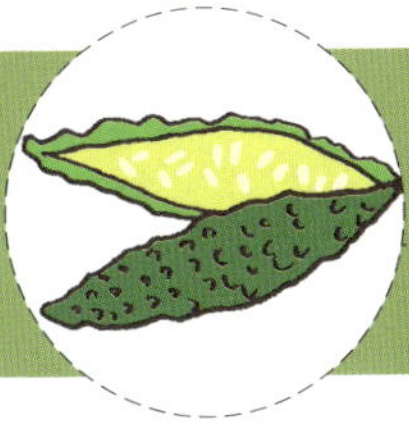

苦瓜

◉ 独特的苦味有益于身体健康

苦瓜为夏季代表性蔬菜，苦瓜最大的特点就是它的苦味，其所含的苦味素能够增进食欲，调理肠胃。

在烹制菜肴时，可以巧用苦瓜醇厚的苦味来发挥食材本身的味道。

另外，苦瓜表皮中所含的苦瓜苷成分与人体内的胰岛素有类似作用，因此，苦瓜可以抑制血糖的升高。

在降低血液中甘油三酯和胆固醇，使血流更加通畅方面，苦瓜也有一定的功效。

相关阅读页➡P4、P94

147千卡

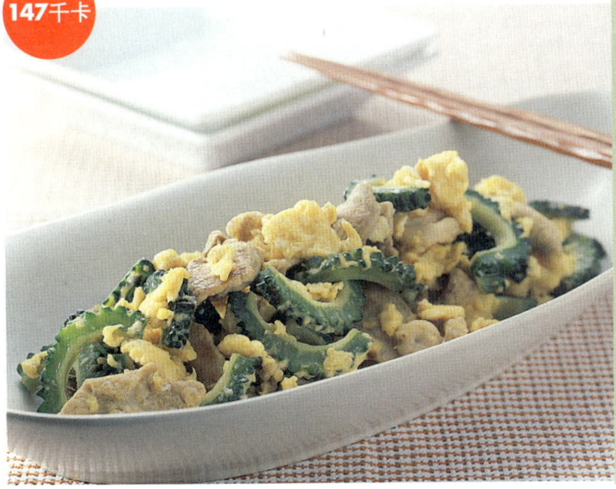

肉丝鸡蛋炒苦瓜

◎ 材料（2人份）

苦瓜 ··········50克（1/2根）
猪腿肉 ······················ 80克
鸡蛋 ······················ 2个
盐、胡椒粉 ············ 少许
酒 ······················ 1小汤匙
蚝油 ··············· 1/4小汤匙
浓味酱油········· 1/4小汤匙

◎ 做法

①将苦瓜切成薄片，撒少许盐，抓攥清洗后水煮，然后放入冷水中冷却，最后将水倒掉。

②先将锅预热，放入猪肉烹炒一下，然后放入苦瓜，撒上盐和胡椒粉。

③将②归拢到锅的一旁，在空地儿烹炒鸡蛋。鸡蛋炒好后再与一旁的食材混合。

④最后用酒、蚝油、酱油调味，烹制完成后放入盘中。

食品推荐

7

牛蒡

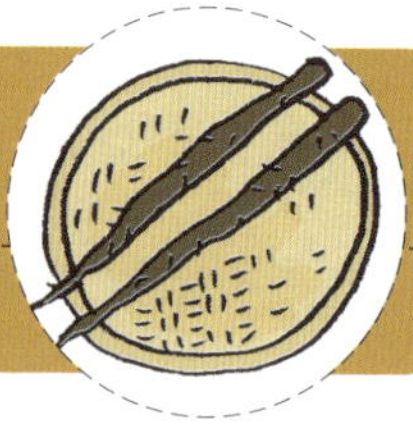

◉水溶性膳食纤维与非水溶性膳食纤维共存

牛蒡中富含膳食纤维。含膳食纤维多的食品需要细细咀嚼，在咀嚼过程中，大脑的饱腹中枢会发出吃饱的信号，人就会获得饱腹感。

膳食纤维分为两种，即水溶性膳食纤维和非水溶性膳食纤维，牛蒡中这两种膳食纤维均衡共存。

纤维素等非水溶性膳食纤维具有在体内吸收水分后膨胀的特点，因而可以防止进食过量或者刺激肠壁，促进便意的产生，起到预防便秘的作用。

菊糖等水溶性膳食纤维溶水后变成凝胶状，具有不经肠道吸收、直接将多余的胆固醇等排出体外的作用，与琼脂和魔芋一样，菊糖可以减缓血糖的升高，降低胆固醇。

另外，菊糖还具有吸收肠内致癌物质并将其排出体外的功能，所以，人们对菊糖在预防大肠癌方面的效果寄予了厚望。

在膳食纤维中特别受到关注的是木质素，它具有较强的抗癌作用。由于牛蒡中的木质素多在切口处溢出，放置时间越久，该成分越多，因此，可以将牛蒡斜削成片，使切口尽量大些，放置片刻再烹饪。

牛蒡的表皮中含有很多香味以及鲜味成分，可以减少调味品的使用，尽量发挥食材本身的味道。烹饪菜肴时，尽量不削皮，可以用刷子刷洗或用菜刀的刀背刮去不可食之处。

相关阅读页➡P62、P76、P92

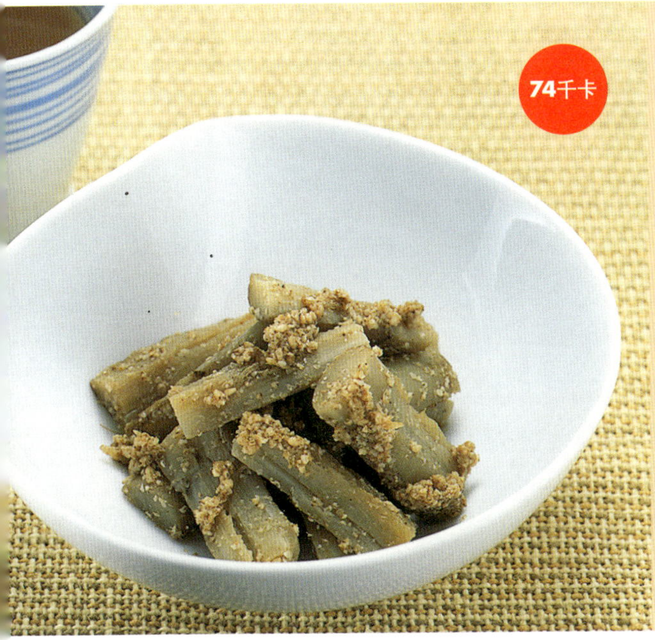

74千卡

清拍牛蒡

◎ 材料（2人份）

牛蒡……80克（10厘米长）
醋……1大汤匙
白芝麻粉……2小汤匙
淡味酱油……1小汤匙
酒……2小汤匙
甜料酒……1大汤匙

◎ 做法

①将牛蒡倒入放有醋的热水中煮软。

②将酱油、酒和料酒搅拌均匀后与白芝麻粉混合。

③用研磨棒将煮好的牛蒡拍裂。

④将③与②混匀后装盘。

64千卡

什锦蔬菜汤

◎ 材料（2人份）

牛蒡……40克（5厘米长）
胡萝卜……20克（1.5厘米长）
白萝卜……30克（1.5厘米长）
魔芋……50克（1/4片）
芋头……40克（1个）
干香菇……2个
泡香菇的水……600毫升
小葱……适量
海带……1段（5厘米×5厘米）
淡味酱油……1大汤匙
盐……少许

◎ 做法

①将牛蒡切成斜片，胡萝卜、白萝卜切成长方块。魔芋表面撒少许盐轻轻揉搓后用水清洗，再用水煮，然后切成长方块。将芋头削皮，切成圆片。香菇用水泡开后切成片。

②在锅内倒入①、浸泡香菇的水以及海带，用小火煮至食材见软。

③放入盐和酱油，调味后装盘。

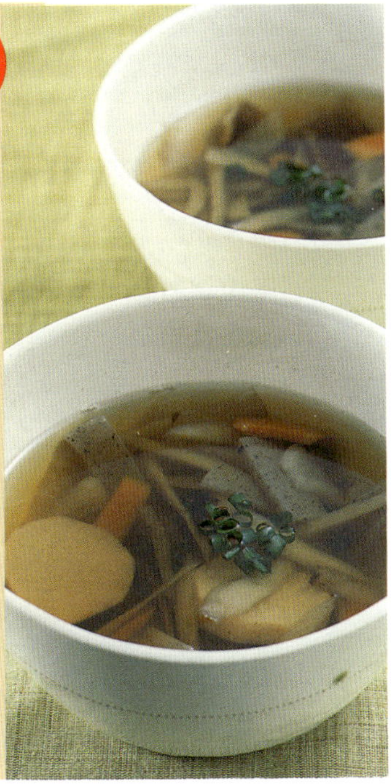

食品推荐 8

藕

◉咔嚓咔嚓的嚼劲可以增加进食的愉悦感

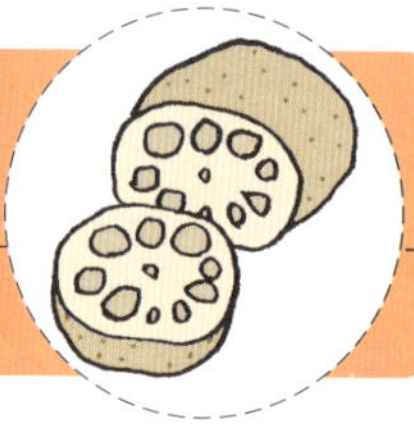

荷花开过之后，载着果实的花托变得又粗又大，因其看起来宛如蜜蜂的巢穴一般，所以，以前将其称为蜂窝，后称为莲蓬。在荷花的最下端是又粗又大的地下根茎——藕。在叶子、叶柄与花梗上都有孔眼，这些孔眼相连，形成通气孔，将外部空气送至根部。

在日本各地的护城河边常常会出现荷花的身影，据说这是因为荷花曾被当作在灾难等紧急情况下的备用粮的缘故。另外，由于藕有很多孔眼，被人们视为可以看到未来、开阔眼界的象征，是庆典活动中必不可少的食品。

藕本身特有的黏性源于一种糖蛋白——黏液素，黏液素具有滋养强壮的功效。

藕还含有丰富的维生素C和钾。

藕所含的儿茶素属多酚的一种，具有调节胆固醇与血糖的功效。

另外，藕独特的咔嚓咔嚓嚼劲，可以让人边进食边品味，同时能够预防因过食而导致的肥胖。

相关阅读页➡P58、P76、P92

香腌根茎类蔬菜

◎材料（2人份）

藕…………40克（2厘米长）
白萝卜……40克（2厘米长）
胡萝卜……30克（2厘米长）
荷兰芹叶………………适量
盐…………………………少许
醋、砂糖………… 各1大汤匙
白葡萄酒……………1大汤匙

◎做法

①将藕、白萝卜、胡萝卜切成圆片，表面均匀撒少许盐。

②锅预热，将①稍微烹炒一下，然后盛出备用。

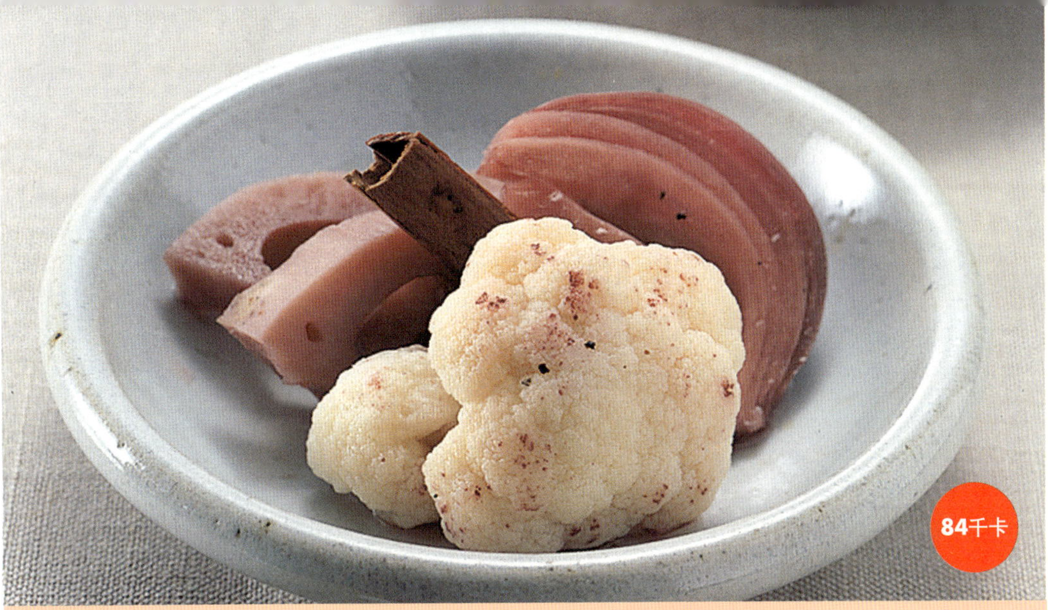

香腌莲藕

◎ 材料（2人份）

藕……………………120克
菜花……30克（1/8个）
醋…………………1大汤匙
紫色洋葱……………………
……………40克（1/2个）
红葡萄酒…………50毫升
砂糖……………2小汤匙
桂皮………………………2根
盐………………1小汤匙

◎ 做法

①将藕切成1厘米宽的银杏叶状，将菜花分成小瓣，放到加了醋的水中稍煮片刻。将洋葱切成薄片。

②在食用袋内将①与红葡萄酒、砂糖、桂皮、盐混匀。

③将②内的空气排空后，浸泡数小时。食用时盛到餐盘内即可。

③将葡萄酒煮沸，使酒精蒸发，与盐、砂糖混匀后倒入②浸泡。

④数小时后，盛到餐盘内，点缀上荷兰芹叶。

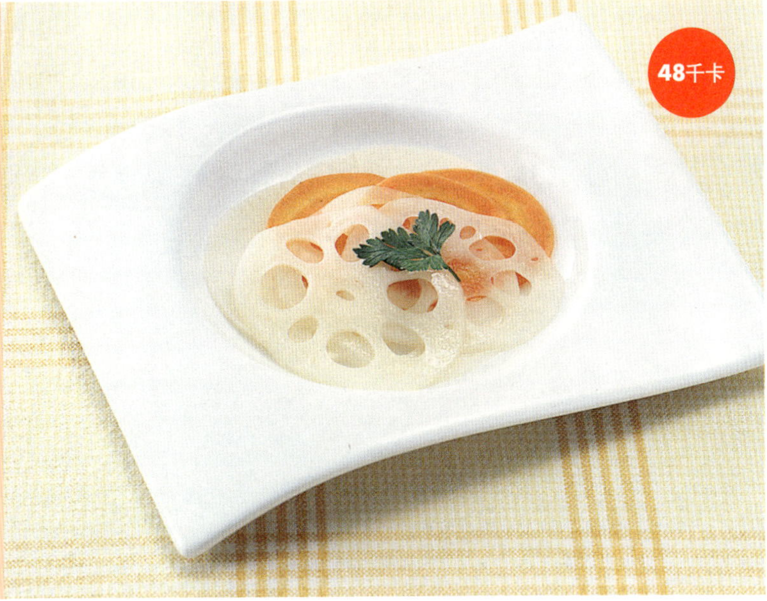

食品推荐
9

竹笋

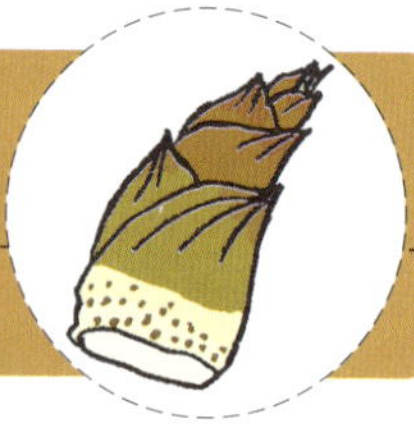

◉丰富的膳食纤维可以抑制血糖的上升

竹笋是春天味觉的代表性食材。

竹笋具有独特的鲜美味道，广泛应用于各种菜肴中。竹子的生长速度惊人，有的一天可以增高1米以上。基于10天（通常称10天为一旬）就能成竹的说法，因而有了笋的叫法。竹笋喜欢温暖的气候，越是南方地区种类越繁多，大型品种随处可见。

竹笋是竹子的嫩芽。毛竹的可食部分生长在地下，淡竹则为地表刚露出的部分。土壤越松软，竹笋的口感越鲜嫩。

竹笋独特的嚼劲源自于其所含的膳食纤维，膳食纤维具有促进肠蠕动、缓解便秘等功效。另外，竹笋中的膳食纤维具有吸附有害物质并将其排出体外的功效，因此在预防动脉硬化、高脂血症以及大肠癌等方面能够发挥作用。竹笋还能抑制食物的消化与吸收，减缓进食后血糖的上升速度等。

竹笋中所含的对香豆酸与阿魏酸能够抑制促使血糖上升的酶的作用，具有预防糖尿病的功效。

此外，竹笋中含有丰富的钾，能够将人体内多余的钠排出体外，所以竹笋可以预防高血压。

因竹笋很有韧性，进食时需细细咀嚼，从而使人容易获得饱腹感，所以，竹笋还具有减肥的功效。

相关阅读页➡P62、P76

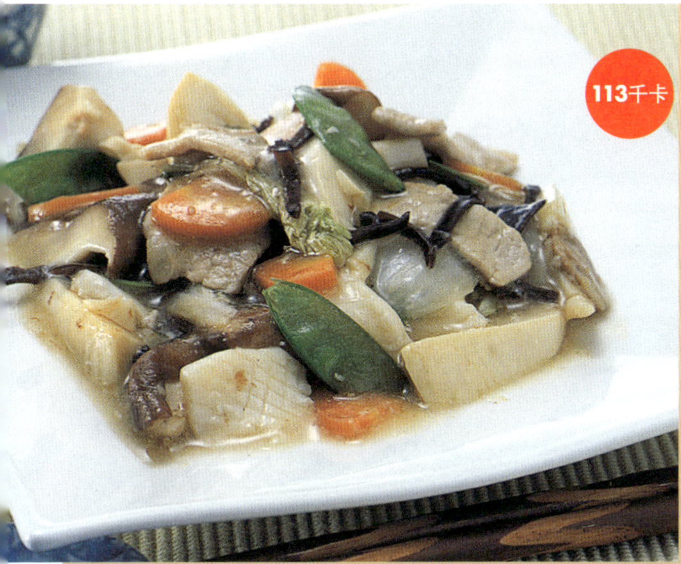

八宝菜

◎ 材料（2人份）

- 猪腿肉……60克
- 鱿鱼……30克
- 木耳……4克
- 干香菇……2个
- 胡萝卜……20克（1.5厘米长）
- 竹笋（水煮）……40克（1/6个）
- 白菜……90克（3片）
- 嫩豌豆角……8根
- 水、淀粉……各1大汤匙

ⓐ
- 海带鲜汤……50毫升
- 浸泡香菇的水……150毫升
- 淡味酱油……2小汤匙
- 蚝油、砂糖……各1小汤匙
- 脱脂牛奶……1大汤匙
- 姜末……1小汤匙
- 盐、胡椒粉……各少许

◎ 做法

①去掉猪肉的肥肉部分，将其切成易食用大小后，用热水浸泡。先将鱿鱼的表面切成菱形花刀后，再切成长方块。

②用水将木耳、香菇泡一下。木耳切成丝，每个香菇切成6等份。

③胡萝卜切成银杏叶状，竹笋切成易食用大小，白菜切成2～3厘米宽，豌豆角摘去梗后一切为二。

④将ⓐ混匀，制成调料。

⑤在锅内依次倒入猪肉、鱿鱼、胡萝卜、香菇、木耳、竹笋后烹炒。快熟时倒入白菜和豌豆角。

⑥高温烹炒片刻后，倒入调好的④，然后装盘。

去挖竹笋吧

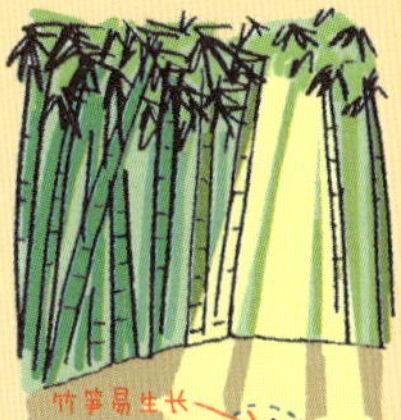

由于难以掌控栽培的时期，一般情况下鲜竹笋只能在应季的时候才能买到。当然，享受挖竹笋的乐趣也只能是在春天。据说竹笋在挖出后的30分钟以内食用最鲜美可口。

寻找只露出几厘米的竹笋是一件技术难度极高的事。需要您事先记住有益于竹笋生长的地方，比如绿绿的、茂密的竹叶下并有太阳光照射的地方。发现后将其周围的土壤挖开，挖出竹笋并纳入袋中。然后细细品味这种富有收获感的应季美味吧！

食品推荐 10

洋葱

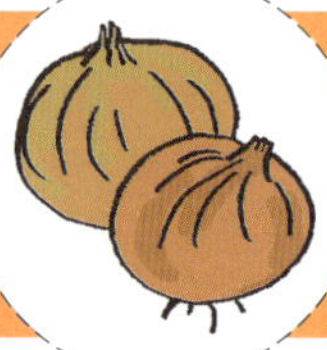

◉兼具降血糖与降胆固醇功效的优质蔬菜

洋葱是现今家庭的常备蔬菜之一，全国各地都有种植。

洋葱的种类，除黄洋葱外，还有紫洋葱以及小型的珍珠洋葱等。

在所有的蔬菜中，洋葱含糖最多，并且几乎全部被当作能量利用，其在缓解疲劳等方面也起着重要的作用。

洋葱的香味成分硫黄化合物，具有加强体内维生素B_1的吸收并使其长时间持续发挥作用的功效。维生素B_1多存在于糙米中，经常吃精白米的人容易缺乏维生素B_1，对这类人来说，洋葱可以说是有效补充维生素B_1的必备蔬菜。

切洋葱时，您是否有过泪流不止的经历呢？实际上，这是由洋葱中所含的硫黄化合物异蒜氨酸引起的。

各种实验证明了洋葱中异蒜氨酸的多种用途，其中最引人注目的当属其降低血糖的功效了。

另外，异蒜氨酸在减少血液中的胆固醇和甘油三酯，防止血液凝固，使血流通畅方面也发挥着一定的作用。

洋葱中含有丰富的槲皮黄酮，槲皮黄酮是多酚的一种，因其具有较强的抗氧化作用，所以可以防止坏胆固醇的氧化，起到预防动脉硬化的作用。槲皮黄酮还有助于体内多余脂肪的排出，所以，当菜肴很油腻时，可以与洋葱搭配食用。

相关阅读页➡P2、P9、P58、P98

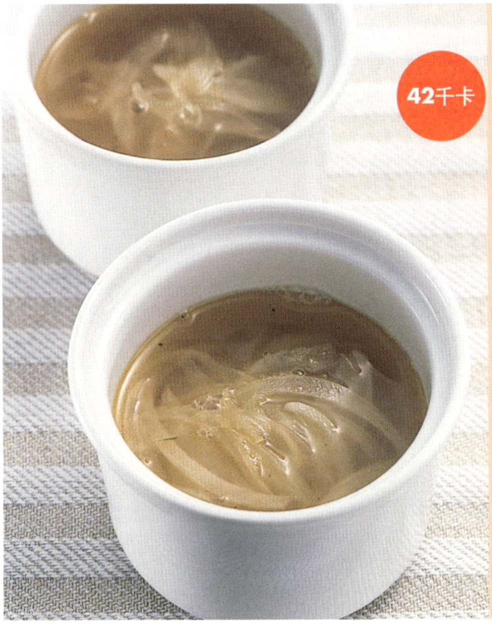

42千卡

日式洋葱汤

◎ 材料（2人份）

洋葱 ……………………50克（1/4个）
姜 ……………………………………1片
香油 ……………………………1小汤匙
鲣鱼海带汤 ……………………400毫升
淡味酱油 ………………………1小汤匙
盐 ……………………………………少许

◎ 做法

①将洋葱切成薄片，姜切成末。
②将锅预热，倒入香油，烹炒姜末。
③放入鲣鱼海带汤和洋葱后煮沸。
④加入酱油、盐，调味后出锅。

日式亲子盖饭

326千卡

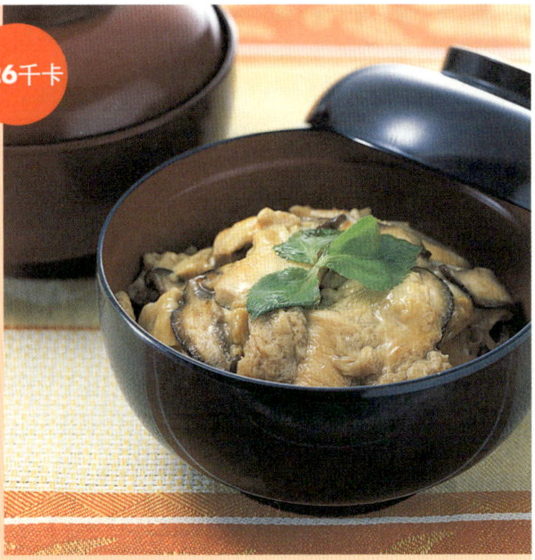

◎ 材料（2人份）

米饭 ……………………………240克
鸡大胸肉 …………………………60克
洋葱 ……………………100克（1/2个）
香菇 ………………………15克（1个）
鸡蛋 ……………………………………1个
鲣鱼海带汤 ……………………75毫升
浓味酱油、甜料酒 ………各1大汤匙
砂糖 ………………………1/2小汤匙
酒 ……………………………1小汤匙
菜叶、海苔丝 ………………各少许

◎ 做法

①将鸡肉切成斜块，洋葱、香菇切成片。鸡蛋打散。

②将鲣鱼海带汤、酱油、料酒、砂糖、酒调匀，煮沸，倒入洋葱，烧煮片刻，将洋葱捞出，放到饭碗里的米饭上。

③在②的汤内放入鸡肉、香菇烧煮。

④当鸡肉变白时，将打好的鸡蛋淋入锅内。

⑤鸡蛋半熟时，将锅里的食材捞出放到②上，最后撒上海苔丝，点缀上菜叶。

食品推荐 11

彩椒

◉具有抗氧化作用，可以预防慢性病

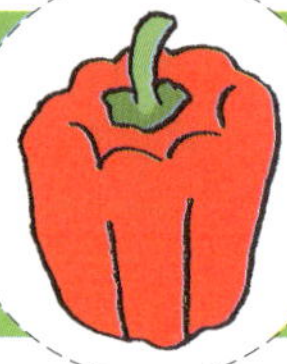

青椒与辣椒属同一类蔬菜，比辣椒大一些、略圆一些。味道不辣。

一般情况下，人们常将绿色的称为青椒，肉厚、较甜且个儿偏大的红、黄椒称为甜椒。

青椒富含能够增强免疫力的维生素C以及具有抗氧化作用的胡萝卜素，特别是红色与黄色的甜椒，其维生素C的含量超过了柠檬。

而且，青椒含有的维生素C耐热性较强，即使加热也不容易被破坏。

另外，红、黄甜椒中含有大量的β-胡萝卜素，具有较强的抗氧化作用，可以去除活性氧，防止细胞膜的损伤，对癌症具有抑制与预防的功效，同时也可以起到预防心脏病的效果。

烹饪时炒菜的油有助于β-胡萝卜素被人体高效吸收。

如果因糖尿病而导致的血糖长期偏高，体内的活性氧会随之增加，最终会引起血管和肾脏方面的并发症。青椒与甜椒中富含的β-胡萝卜可以去除体内的活性氧，减少罹患这些并发症的风险。

能够促进体内代谢的B族维生素、胰岛素的构成材料锌、能够预防人体衰老以及慢性病的维生素E，在维生素A不足的情况下都将无法发挥各自的作用。β-胡萝卜素可以被储存在肝脏内，当人体需要时能够转化为维生素A。因此，多食含β-胡萝卜素的甜椒有助于上述维生素及矿物质功效的发挥。

青椒的味道很特别，有些人不太喜欢，但就是这个味道的成分可以防止血液聚积，抑制动脉硬化。

烹调时使用色彩多样的甜椒，可以使菜肴看起来亮丽，增进人的食欲。

相关阅读页➡P8、P58、P100

甜椒沙拉

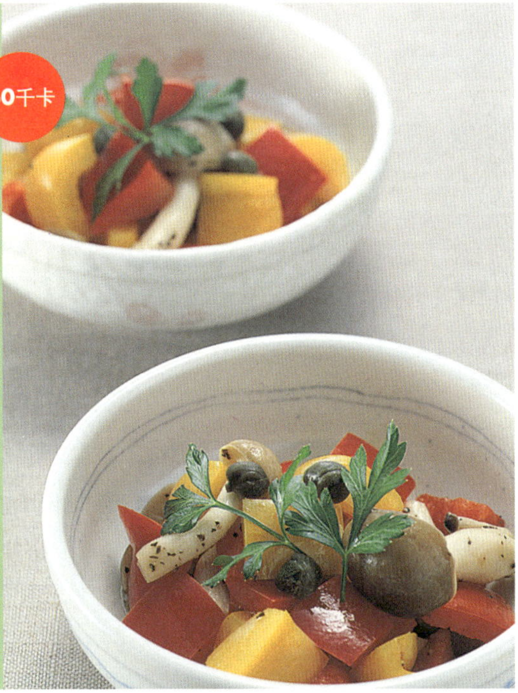

◎ 材料（2人份）

红、黄甜椒…各30克（各1/4个）
滑子菇……………50克（1/2袋）
马槟榔……………1克（5~6粒）
荷兰芹叶………………………适量
醋、橄榄油……………各2小汤匙
盐、胡椒粉…………………各少许

◎ 做法

①将甜椒切成角形块，放入烤箱烘烤5分钟左右。将滑子菇用水煮，然后沥干水分。

②将醋、橄榄油、盐和胡椒粉搅拌均匀。

③将①、②和马槟榔混合。

④味道均匀调好后，盛到餐具内，然后点缀荷兰芹叶。

青椒肉丝

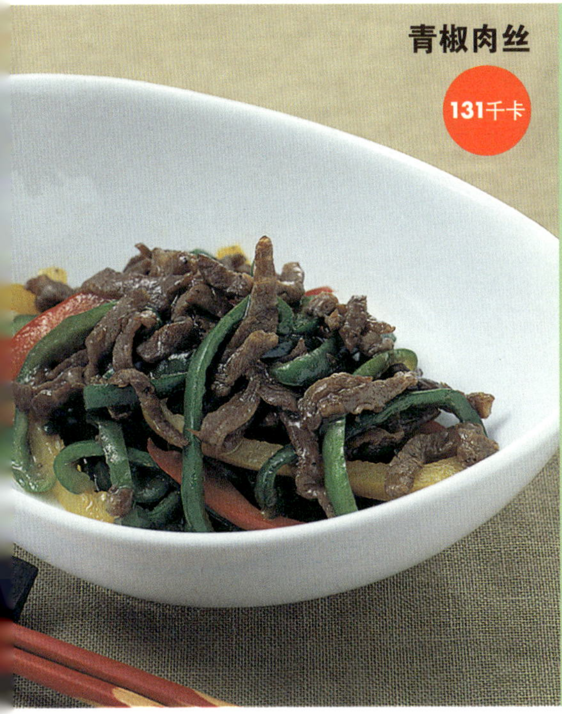

◎ 材料（2人份）

牛腿肉……………………………80克
盐、胡椒粉……………………各少许
淀粉……………………………1小汤匙
青椒…………………………60克（3个）
红、黄甜椒……各30克（各1/4个）
浓味酱油…………………………2小汤匙
酒…………………………………1小汤匙
砂糖……………………………1/2小汤匙

◎ 做法

①将牛肉切成丝，撒上盐和胡椒粉后放在用酱油、酒、砂糖调制的汤中。

②将青椒与甜椒切成丝。

③从①中将肉捞出后裹上淀粉，用锅煎烤一下，呈焦黄色时，加入②并撒上胡椒粉。

④待青椒与甜椒变软，倒入①中的汁，然后烹炒。入味后关火，装盘。

食品推荐 12

番茄

◉番茄中的柠檬酸可控制血糖升高

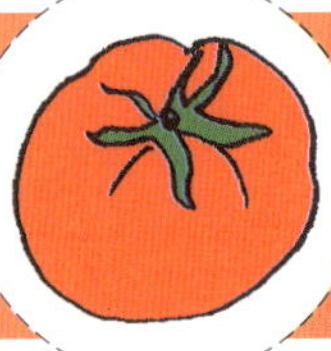

番茄属茄科植物，曾以观赏为目的进行栽培。后随着西餐的日渐盛行，加之番茄酱的广泛流行，番茄的食用也随之开始。

夏天是食用番茄的最佳时节。判断番茄是否新鲜看一下番茄蒂即可，如果番茄蒂呈鲜绿色且饱满硬挺，那么，这番茄就是新鲜的。您可以挑选外形略圆、拿在手里沉甸甸的购买。据说放入水中能够沉底的番茄含糖度较高。

能够将夏天的餐桌装点得丰富多彩的番茄不仅好吃，而且还具有药效，在民间曾有“常吃番茄不易得胃病”的说法。

番茄含有大量的柠檬酸，能够延缓血糖的上升。米饭等食物内的葡萄糖进入人体、转化为能量的过程中，柠檬酸参与其中，发挥着抑制血糖上升的作用。

另外，番茄的酸味可以促进胃液的分泌、帮助蛋白质等消化。因为番茄含有丰富的钾，因此，番茄还可以将体内多余的盐分排出体外，从而达到预防高血压的目的。

番茄的红色是一种名为番茄红素的色素，是类胡萝卜素的一种，近年来，番茄红素对癌症的预防作用备受瞩目。

番茄可以用在各种菜肴中，例如，做沙拉、做汤、炖菜、做意大利面等。无论生吃还是加热，都鲜美可口，是菜肴中广泛应用的蔬菜之一。

番茄汁是由番茄榨汁添加食盐等调料后加工而成的，因含盐量较高，故应适量摄取。

相关阅读页➡P70、P100

番茄沙拉

59千卡

◎ 材料（2人份）

迷你番茄……………………………8个
黄瓜 ……………………100克（1根）
干银鱼……………………………20克
橄榄油……………………………1小汤匙
葡萄酒、洋醋……………………各2小汤匙

◎ 做法

①将番茄一切为二。黄瓜切成片。用锅将干银鱼烹炒一下，除去水分。

②将葡萄酒和洋醋混合并搅拌均匀。

③将①与②混合，调拌使之均匀入味，然后放到餐具内。

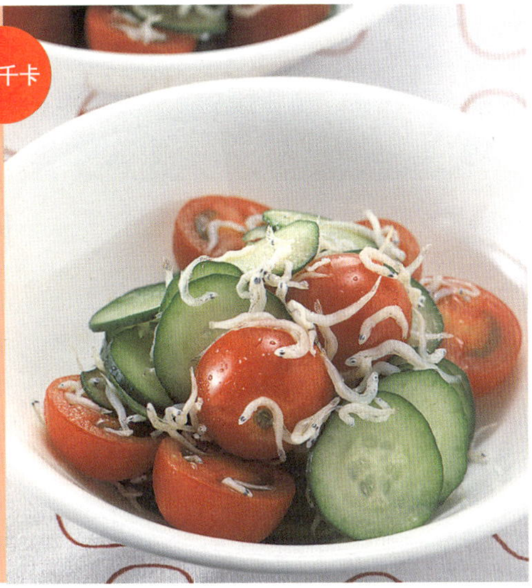

鸡蛋饼包饭

◎ 材料（2人份）

米饭 ……………………………200克
鸡小胸肉…………………………20克
洋葱 ……………………50克（1/4个）
迷你番茄…………………………6个
盐、胡椒粉 ……………………各少许
鸡蛋 ………………………………2个
脱脂牛奶…………………………2小汤匙
水…………………………………2小汤匙
橄榄油 ……………………………1小汤匙
番茄酱……………………………2大汤匙
荷兰芹叶…………………………适量

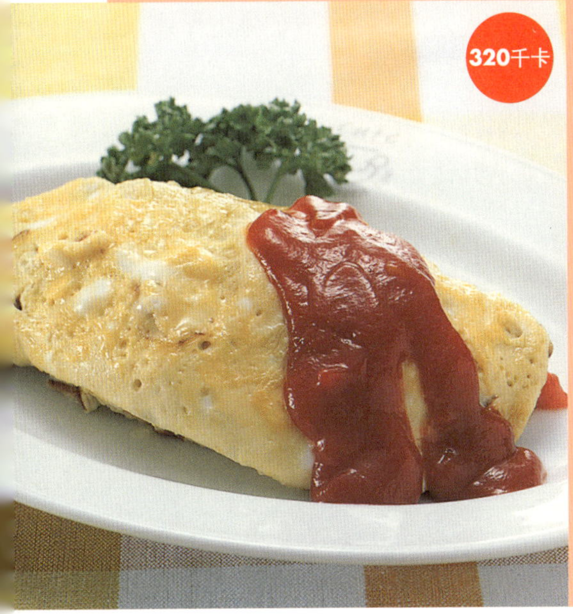

320千卡

◎ 做法

①将鸡肉切成细丝，洋葱切成末，番茄一切为四。

②将鸡蛋打散，加入搅拌均匀的牛奶、水和橄榄油中。

③用锅烹炒鸡肉、洋葱，撒少许盐和胡椒粉后放入米饭、番茄。

④在另一个锅内倒入橄榄油，将②的一半淋入锅内，待其成形后将③的一半放在鸡蛋上，然后包裹起来。

⑤盛到餐具内，放番茄酱、荷兰芹叶点缀。

食品推荐
⑬

魔芋

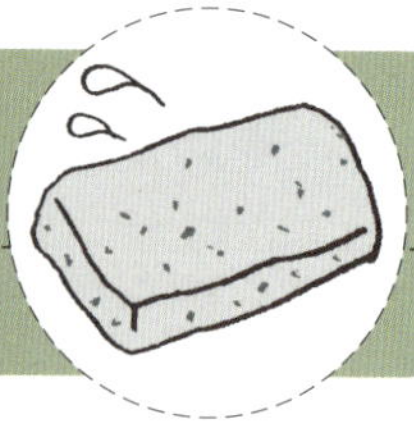

◉不但能够减肥，还能帮助清理肠道毒素

魔芋是魔芋属的一种植物。常见的有魔芋块、魔芋丝、魔芋球等几种类型。魔芋有黑白之分，这区别主要取决于是否添加了羊栖菜的粉末，其实际的成分并没有什么不同。

由于魔芋带有一种不好的味道，所以，烹饪前应快速焯煮一下或用盐揉搓清洗。做煮菜等菜肴时，可以用手将魔芋撕碎或在其表面用刀划出格子状切纹以使魔芋的暴露面积稍大一些，这样的话，魔芋更易入味。

用剩下的魔芋，请将其放回原来的包装袋中，因为袋中的石灰水可以使魔芋保存更持久。

魔芋97%的成分是水，营养成分较少，但魔芋富含一种叫作葡甘露聚糖的膳食纤维，不易被人体消化酶所消化。葡甘露聚糖在肠道内转化为浓粥状，具有可以网住其他食物的特性，可使人体内的碳水化合物和胆固醇等吸收变缓，从而控制血糖的上升。另外，由于魔芋未被消化即直接被运送到肠道，因此，魔芋在肠道处能够网住那些囤积在肠壁的宿便与毒素等代谢产物并将它们排出体外，起到预防便秘、保持良好肠内环境的作用。

由于魔芋不易被人体消化吸收，因此很难转化为热量。魔芋虽然热量低对减肥有功效，但其所含营养成分较少，要注意从其他食物中获取营养素，这一点非常重要。

将魔芋切成末与米饭搅拌在一起，再配上其他食材，一碗低热量的盖饭就做好了。

相关阅读页➡P62、P74、P80、P88

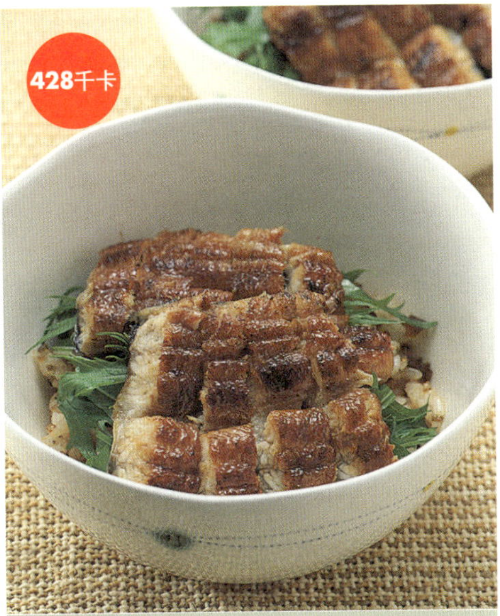

鳗鱼盖饭

◎ **材料（2人份）**

米饭 ……………………………… 200克

鳗鱼香蒲烧（市面销售制品）……………………………… 100克

魔芋 ……………………………… 120克

日本水菜 ………… 40克（1/3束）

浓味酱油、酒、甜料酒、冰糖 ……………………………… 各2大汤匙

◎ **做法**

①将鳗鱼的一半切成1厘米宽，剩下的切成2厘米宽的长方块。将魔芋焯一下，然后切成末。将水菜切成3厘米长。

②将酱油、酒、料酒、冰糖倒入锅内，再放入魔芋煮一下。

③将②与米饭混匀。

④将1厘米宽的鳗鱼放入③中并均匀搅拌。

⑤将③盛到餐盘内，用水菜点缀其上，最后再放上剩余的鳗鱼。

什锦煮菜

◎ **材料（2人份）**

鸡小胸肉 ……………………………… 30克

魔芋 ……………… 100克（1/2块）

牛蒡 ………… 50克（约7厘米长）

藕 ………… 50克（约3厘米长）

干香菇 ……………………………… 2个

嫩豌豆角 ……………………………… 4根

ⓐ
- 浸泡干鲜菇的水 ………… 150毫升
- 甜料酒 ……………………… 1大汤匙
- 砂糖 ……………………… 1/2大汤匙
- 浓味酱油 ………………… 2大汤匙

◎ **做法**

①将鸡肉、魔芋、牛蒡、藕切成易入口大小。牛蒡用水焯一下使之变软。

②将干香菇泡发，每个切成4等份。保留泡香菇的水。摘除嫩豌豆角的梗，用微波炉加热10秒钟。

③将①与②倒入锅中，放入ⓐ，小火煮，入味后盛到餐具中。

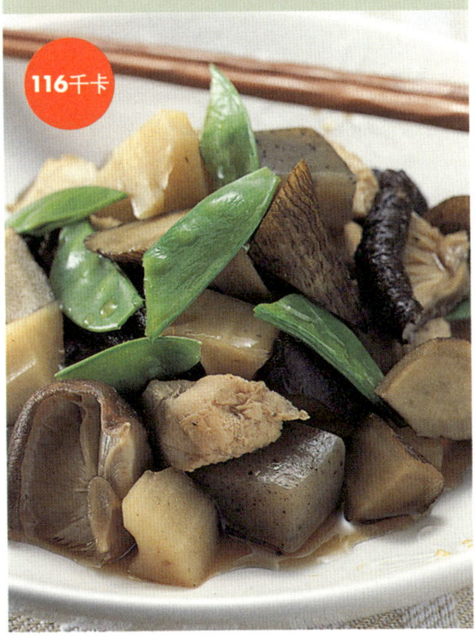

食品推荐 14

蟹味菇

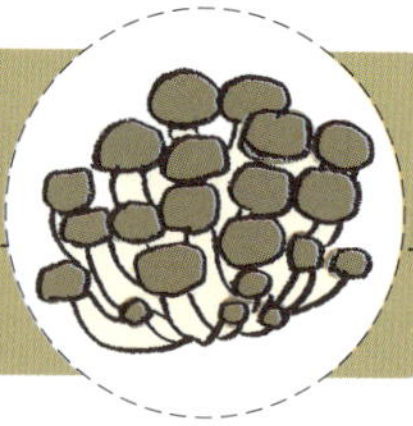

◉口感鲜美，有助于控制血糖的蘑菇

在日本有“香在松茸，味在玉蕈”之说，指的就是蟹味菇。蟹味菇又名玉蕈，其味道鲜美，嚼起来脆生生的，口感上佳，是人们喜爱的一种传统食用菇。

蟹味菇的鲜味源自其所含的鸟苷酸、谷氨酸、天冬氨酸等鲜味成分。与其他蘑菇一样，蟹味菇是膳食纤维丰富的低热量食品，其口感上佳也是源于此。

蟹味菇含钾量高，对高血压等慢性病有一定的预防作用。

另外，被誉为“美容维生素”的维生素B_2在蘑菇类中的含量较高。维生素B_2具有使细胞活性化的作用，同时，它也是将蛋白质与脂肪转化为热量的营养素。

钾与B族维生素因具有易溶于水的特性，所以在烹调蟹味菇时，如果将煮、炒出的鲜汤汁有效利用，可以充分吸收营养素，避免浪费。

由于蟹味菇易溶于水的特性，因此清洗要快一点、烹炒时间短一点。不仅是蟹味菇，其他蘑菇热量都较低，而且能够控制血糖的上升。

相关阅读页➡P58、P62、P74、P80、P88

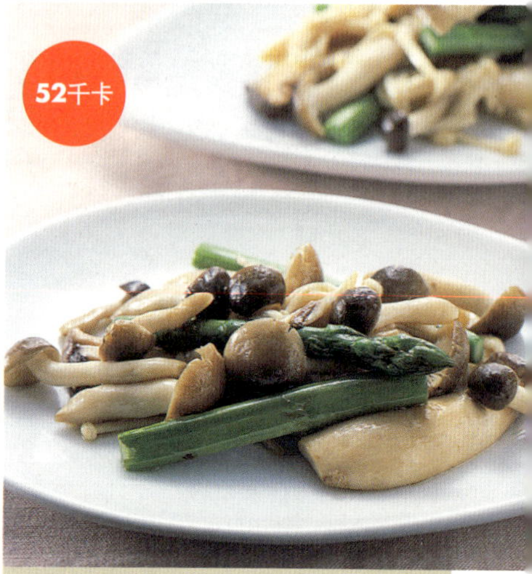

鲜炒蘑菇

◎材料（2人份）

- 蟹味菇……25克（1/2把）
- 金针菇……半袋
- 杏鲍菇……40克（1根）
- 芦笋……30克（2根）
- 橄榄油……2小汤匙
- 盐……少许

◎做法

①除去蟹味菇和金针菇顶端较硬的部分后将其拆散。将杏鲍菇纵切为4片。芦笋切成4厘米长。

②用小火将①烹炒。

③炒透后放入盐，然后关火，点几滴橄榄油，最后盛入餐具中。

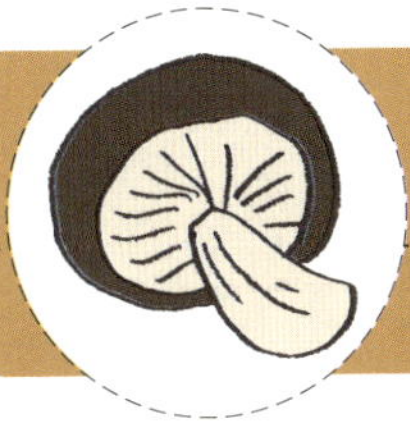

香菇

◉干香菇在太阳下晾晒后维生素D含量增加

香菇的热量几乎为零，且富含维生素B_1、维生素B_2、维生素D以及膳食纤维。因香菇所含膳食纤维丰富，故具有促进胆固醇与代谢产物等排出体外的功效，可以降低胆固醇，改善肠内环境。

香菇的菌伞处含有大量麦角甾醇，该物质在阳光的照射下会转化为维生素D，这是香菇的一个成分特征。干香菇有的是在工厂等处进行干燥，有的则是在阳光下晾晒。阳光下晾晒的香菇维生素D含量相对较高，如果食用前将工厂内干燥的香菇放在阳光下照射，其维生素D的含量会增加。维生素D有助于吸收钙等矿物质，正在进行血糖控制或胆固醇食疗的人群，由于食量的减少容易出现矿物质不足的情形，故应充分摄取可以促进矿物质吸收的维生素D。

另外，香菇中的香菇嘌呤在降低血液中的胆固醇，预防动脉硬化和心绞痛等方面有一定的作用。

相关阅读页➡P58、P60、P62、P74、P96

香菇蛋羹

85千卡

◎材料（2人分）

鸡蛋……2个

香菇……30克（2个）

鲣鱼海带汤……300毫升

甜料酒……1/2小汤匙

淡味酱油……2小汤匙

◎做法

①将鸡蛋磕开放入碗内搅拌，注意不要起泡。

②将香菇切成薄片。

③将鲣鱼海带汤、料酒、酱油与①混合，搅拌均匀。

④将②放入杯中，随后将③边过滤、边倒入杯内。

⑤将④放入已经煮沸的蒸锅内，小火蒸5分钟。

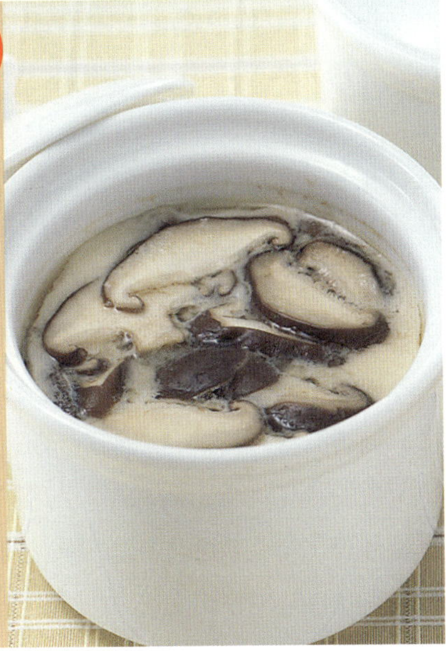

食品推荐 16

海带

◉富含膳食纤维的海带能够预防慢性病

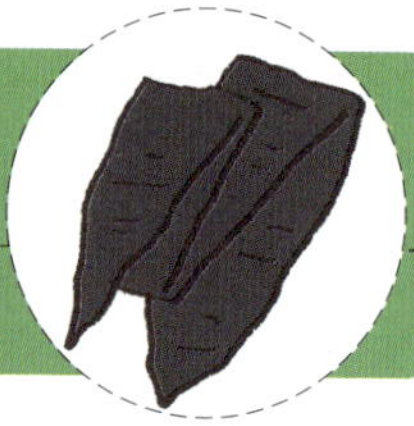

海带含有丰富的维生素、矿物质和膳食纤维等人体不可缺少的营养素。

海带中所含的大量碘等矿物质有助于促进人体的新陈代谢；充足的维生素B_1具有缓解疲劳的功效；丰富的膳食纤维可以有效控制血糖和胆固醇的升高。

海带是人体补充矿物质的优质源。与其他食品所含的矿物质相比，海带中的矿物质在体内的吸收率相对较高，有80%可被人体吸收，这主要是源于海带大量吸收海水中的矿物质，而几乎不吸收对人体有害物质的特性。除此之外，人体内流淌的血液以及淋巴液与海水成分极其相似，这一点也是矿物质被人体高效吸收的另一个缘由。

另外，在进食肉类与加工食品时，即使进食量很小，人体内环境也会偏酸性。海带是优质的碱性食品，有助于人体健康并使其处于弱碱性状态。而负责人体健康并使其处于弱碱性状态的是海带中的黏液成分。海带的黏液成分中含有叫作藻胶与褐藻素的膳食纤维，该类膳食纤维的化学构造与蔬菜以及谷物中所含的膳食纤维不同。藻胶与褐藻素具有减缓糖分消化与吸收的作用，因此能够延缓葡萄糖的吸收，避免在进食后血糖急剧上升。

即使只是将海带作为调制汤汁的原料来用，也可以获取同样的营养成分。熬制后的海带汤用于煮菜后，建议将海带再煮一煮食用。

相关阅读页➡P60、P62、P96

自制清汤配料

◎材料（2人份）

酱油、酒…………各1小汤匙

盐…………………………少许

鲣鱼海带汤…………400毫升

◎鲣鱼海带汤的做法

①用干布清洁海带的表面。

②锅里倒入2000毫升的水，放入海带后开火煮。不要煮沸。

③煮10分钟后，当海带漂上来时将其捞出。

④将锅内的水继续煮至沸腾。然后将锅从火上移开。

⑤用手将60克花鲣鱼揉碎后放入锅内。

⑥将锅放回火上再煮沸片刻，关火，将汤表层的脏沫撇出。

⑦当鲣鱼片开始下沉时，用厨房纸巾等将其滤出清掉。

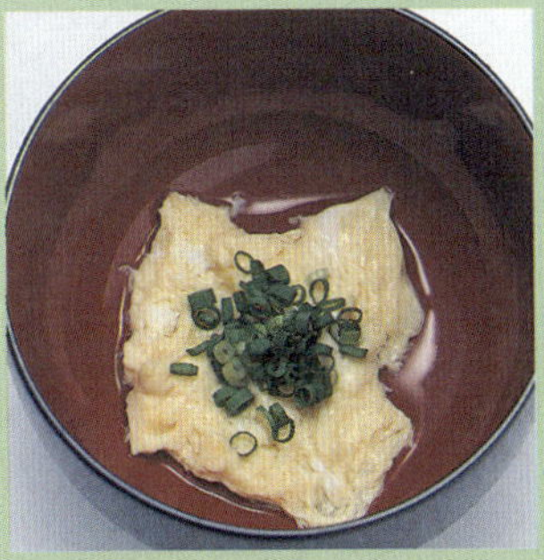

小葱鸡蛋汤

49千卡

◎ 材料（2人份）

鸡蛋……1个

小葱……适量

◎ 做法

①将鸡蛋打散，小葱切成小段。

②将自制清汤配料放入锅内煮沸。

③关火，倒入鸡蛋后轻轻搅拌，最后再放入小葱。

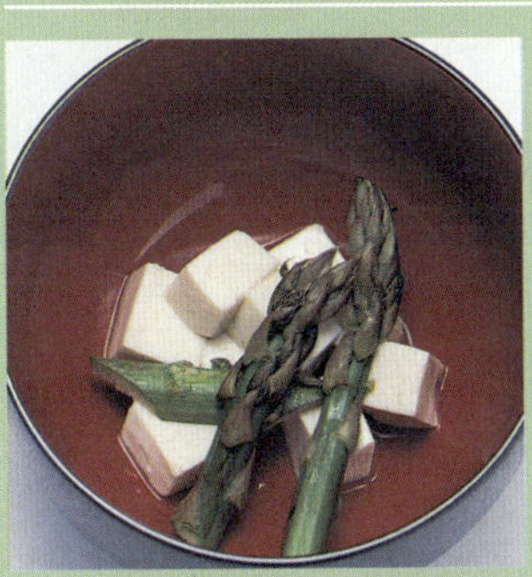

豆腐芦笋汤

30千卡

◎ 材料（2人份）

芦笋……15克（1根）

绢豆腐……60克

◎ 做法

①将芦笋切成3厘米长，绢豆腐切成方块。

②锅内放入自制清汤配料和①，用小火煮。

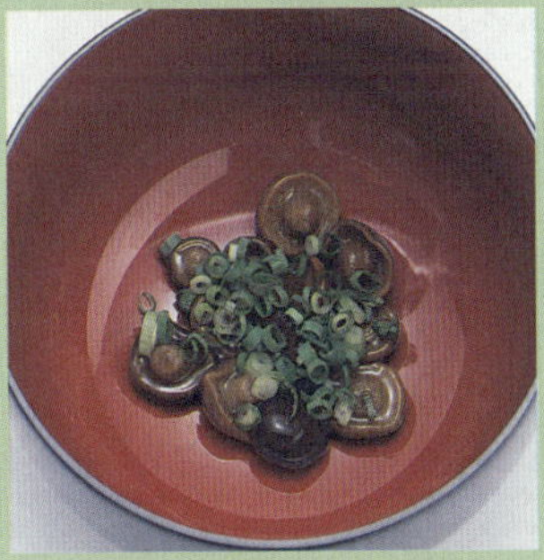

小葱滑茸汤

14千卡

◎ 材料（2人份）

滑茸……30克

小葱……适量

◎ 做法

①将小葱切成小段。

②将自制清汤配料与滑茸放入锅内，用小火煮。

③放入小葱。

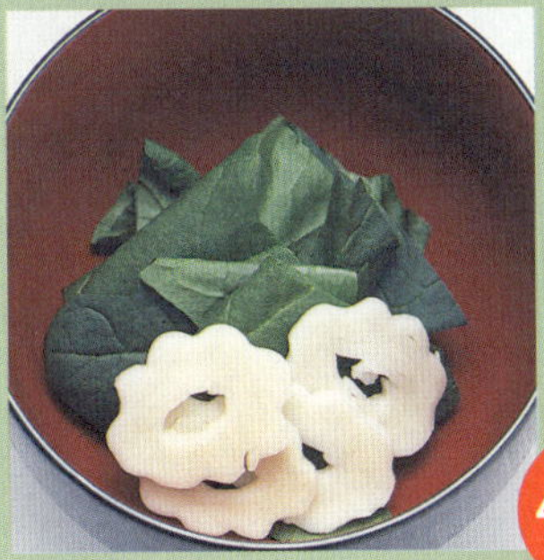

竹轮麸菠菜汤

42千卡

◎ 材料（2人份）

竹轮麸……15克

菠菜……50克（1/6把）

◎ 做法

①将竹轮麸切成薄片，菠菜切成3厘米长。

②锅内放入自制清汤配料和①，用小火煮。

食品推荐 17

海蕴

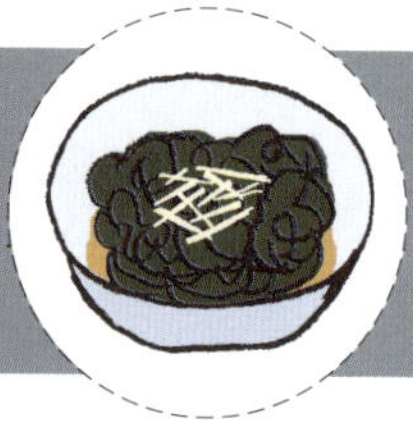

◉海蕴中的黏液成分有助于降血糖

海蕴因附着在其他藻体上生长，故有海蕴之称。

海蕴特有的黏液成分藻胶和褐藻素可以预防与改善糖尿病、高血压，对降低胆固醇，缓解便秘也具功效。

特别值得一提的是有控制血糖作用的褐藻素。褐藻素据说是一种能保护其自身不被周边微生物吃掉、起防卫作用的成分。

海蕴的保水性与黏着性较高，在膳食中摄取海蕴可以减缓食物从胃部到小肠的速度，并使肠道吸收糖质的时间变长，作为“相乘”效果，人在进食搭配有海蕴的食物后血糖上升会变慢，从而起到控制血糖的目的。

建议将用海蕴醋等做调料的汁全部喝下，这样就不会浪费海蕴的黏液成分了。

相关阅读页➡P2、P62、P70

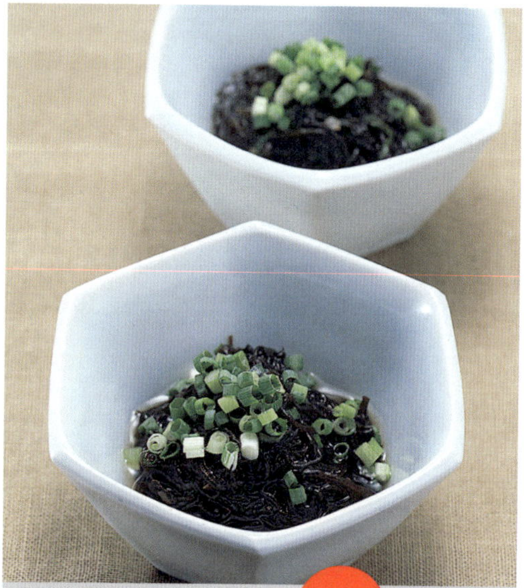

香醋海蕴

21千卡

◎ **材料（2人份）**

海蕴（未经调味加工）…………100克
梅干…………1个
紫苏叶…………1片
小葱…………5克（1根）
醋、浓味酱油…………各1大汤匙
砂糖…………1小汤匙
姜末…………1/2小汤匙

◎ **做法**

①将海蕴清洗后沥干水。

②梅干去核后捣碎。将紫苏叶切成细丝，小葱切成小段。

③将砂糖和姜末搅拌均匀。

④将②与③倒入①后均匀搅拌，然后盛到餐具中。

鲣鱼

◉ 富含维生素与矿物质的低热量鱼

鲣鱼含有丰富的维生素B_1与维生素B_2，能够将进餐时摄取的营养素转化为热量。

另外，鲣鱼含有大量构成胰岛素的成分锌，除此之外，鲣鱼体内还有许多可以预防动脉硬化的二十碳五烯酸以及存在于脑神经细胞与视网膜等处的二十二碳六烯酸，这些成分在维持血管健康，预防各种相关疾病方面发挥着作用。

与初夏可以捕获的初鲣鱼相比，秋天的回游鲣鱼所含的维生素与矿物质更为均衡，营养价值更高，但是，回游鲣鱼的热量相对较高。

清除内脏后经水煮、晒干处理的鲣鱼片可以做成味道鲜美、醇香可口的鲜汤。

相关阅读页➡P58、P60、P96

酱汤

◎ 材料（2人份）

红白混合豆酱……2大汤匙
鲣鱼海带汤………400毫升

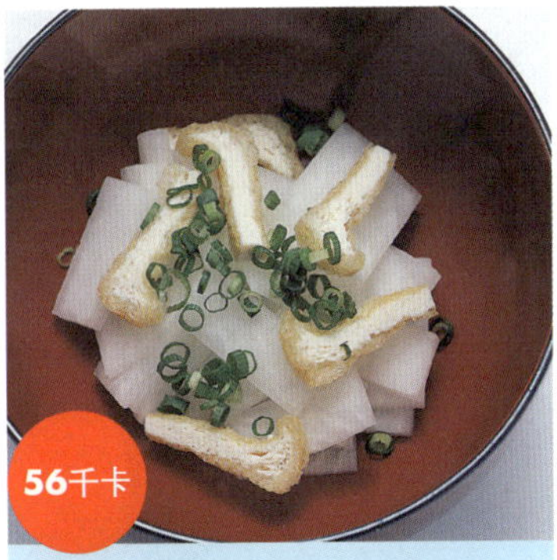

56千卡

油煎豆腐皮与白萝卜

◎ 材料（2人份）

白萝卜…60克（3厘米长）
油煎豆腐皮…………6克
小葱…………………适量

◎ 做法

①将白萝卜与豆腐皮切成长方条，小葱切成小段。

②将①倒入鲣鱼海带汤后炖煮。

③将红白混合豆酱溶在②中，然后撒上小葱。

豆腐与裙带菜

57千卡

◎ 材料（2人份）

绢豆腐…………………60克
裙带菜（干）…………2克
三片叶…………………适量

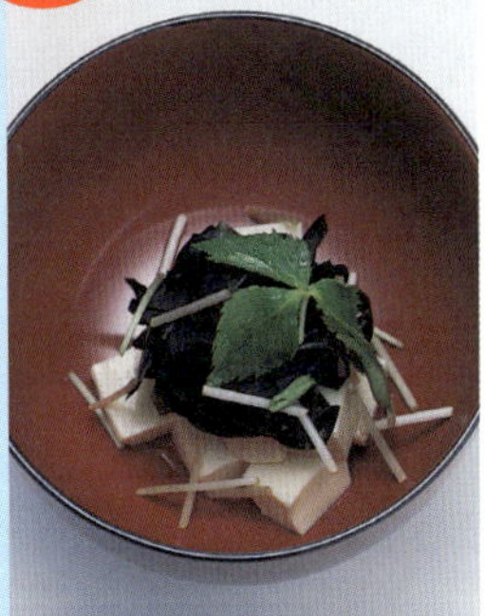

◎ 做法

①将绢豆腐切成块，裙带菜泡发，三片叶切成3厘米长。

②将①倒入鲣鱼海带汤中煮沸。

③将红白混合豆酱溶在②中，然后放入三片叶。

食品推荐 19

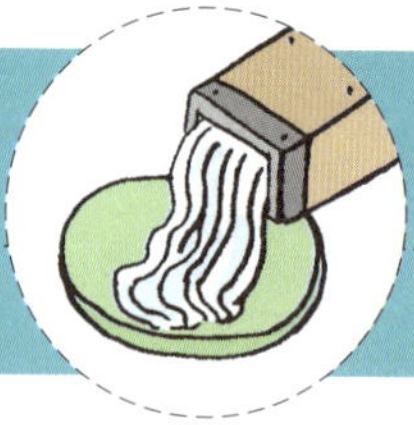

琼脂

◉热量低，抑制血糖上升效果较好

琼脂是由石花菜与江蓠等藻类的黏液物质经冻结、干燥而成，琼脂丝可以说是进行水煮、定型、晾晒后的石花菜。

因牛奶羹与水果琼脂等多是将水分凝固后做成冻状食用的缘故，所以，它们看起来好似明胶，但实际上，两者的原料、成分以及性质截然不同，特别是它们的溶点不同，琼脂的溶点较高，换言之，这意味着琼脂开始凝固的温度较低。

膳食纤维占琼脂成分的80%以上，如此高的膳食纤维含量是琼脂的一大特点。

因琼脂中的膳食纤维含量较高，其在体内消化、吸收所需的时间较长，故血糖上升的速度较慢。因此，即使胰岛素分泌较少或胰岛功能较弱的人群，在琼脂的作用下，且在其自身处理能力范围内，同样可以使组织细胞更容易吸收血液中的葡萄糖。由于琼脂对肠胃带来的负担较小，且其具有将肠内多余的代谢产物一同排出体外的功效，所以，琼脂在解除便秘困扰，预防高血压与大肠癌等方面也有一定的作用。

另外，由于琼脂的热量较低，且能给人以饱腹感，因此琼脂还有益于减肥。

琼脂有琼脂棒与琼脂粉等类型，可以根据菜肴的需要使用。此外，市面上还有很多以琼脂为原料的减肥食品，例如，琼脂拉面、琼脂汤等。

相关阅读页➡P62、P74、P88

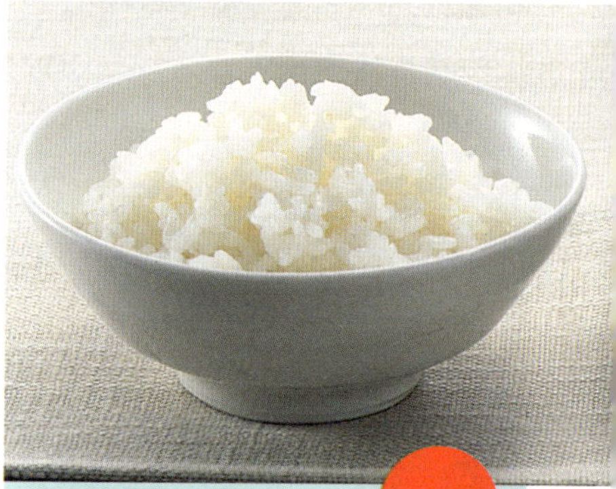

267千卡

亮晶晶的琼脂饭

◎ 材料（2人份）

精白米……150克
琼脂棒……1/2根
水……约200毫升

◎ 做法

①将精白米用水淘洗干净。

②将精白米与适量水放入电饭锅内浸泡1小时（如无时间，也可直接做）。

③将琼脂棒切成小段放入②中蒸煮。

④蒸好之后，迅速搅拌，再继续蒸10～15分钟。

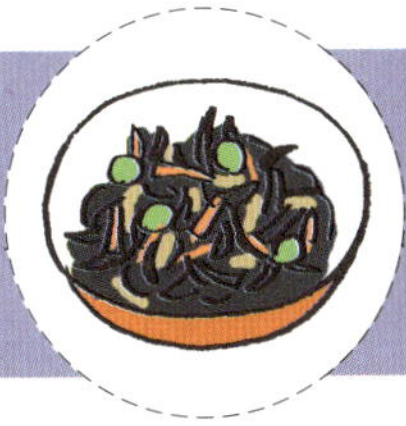

羊栖菜

◉丰富的矿物质有助于控制血糖

羊栖菜因含有大量的钙、铁、镁、铬等矿物质以及丰富的膳食纤维而与众不同。

钙与镁共同作用，可以强健骨骼和牙齿，除可预防骨质疏松症外，还具有解除烦躁不安、缓解压力的作用。

羊栖菜含膳食纤维较多，耐饿且低热量、低脂肪，所以，羊栖菜也是肥胖者的美食之一。

特别是羊栖菜中的矿物质铬，可以提高胰岛素受体的感知能力。胰岛素一旦不足，人体会出现糖代谢异常，血糖不稳定的现象，而铬能改善此类现象，更好地控制血糖。

相关阅读页➡P4、P60、P62、P74

香煮羊栖菜

◎ **材料（2人份）**

羊栖菜（干）……………6克
干香菇………………………1个
毛豆（已剥好）…………16克
浸泡干香菇的水……3大汤匙
浓味酱油……………2小汤匙

◎ **做法**

①用水将干栖菜和干香菇泡发。将香菇切成薄片。

②将清洗后的干栖菜稍加烹炒后，倒入浸泡干香菇的水并使其煮沸，最后加入1小汤匙酱油，盖上锅盖，用小火煮。

③待锅内的汤汁快烧干时，再将剩余的酱油倒入。

④倒入毛豆，均匀搅拌后装盘。

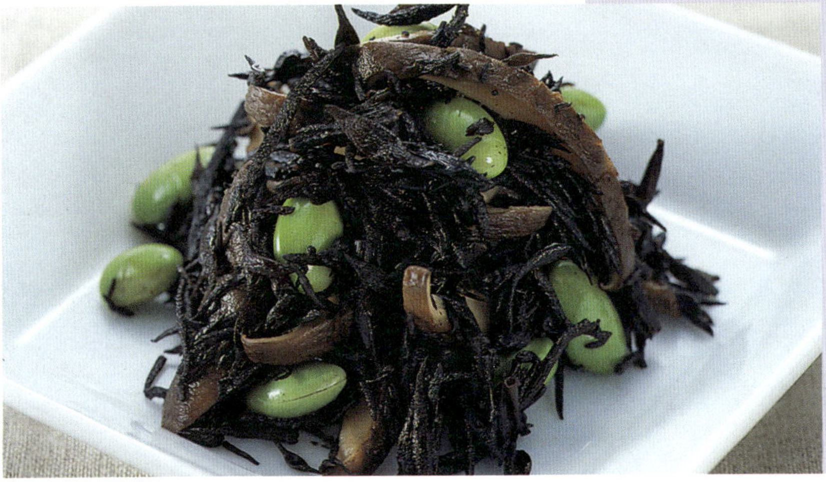

食品推荐 21

鸡肉

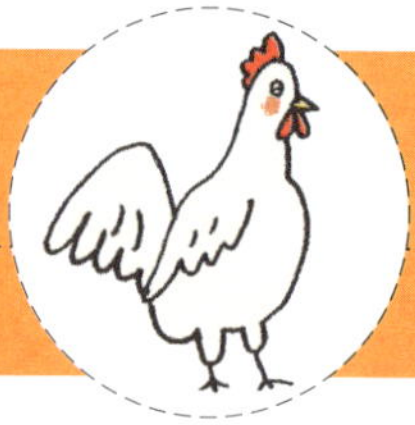

◉低热量、高蛋白，招人喜爱的肉

很多人喜欢吃鸡肉。鸡肉的味道因品种和饲养方法不同而存有差异，但与小鸡的肉相比，老鸡因其生长发育时间较长，所以在口感、味道的厚重以及口味方面都略胜一筹。

鸡肉是否厚实、紧致、富有光泽是辨别鸡肉新鲜与否的标准。如果肉色有透明感、表面皮肤稍呈黄色且毛孔挺立，这样的鸡肉就是新鲜的。

鸡肉富含大量优质蛋白，味道比牛肉与猪肉清淡。特别是鸡小胸肉，脂肪较少，适宜肠胃不好的人食用。另外，食用时将鸡皮去除，所含的热量也会随之降低，所以说，鸡肉也是减肥人群的不错选择。

此外，鸡肉中还含有丰富的维生素A、维生素B_1、维生素B_2以及烟酸等。

鸡肉所含的维生素A是牛肉与猪肉的数倍。因其可以强化黏膜，预防感染，所以鸡肉也有助于预防感冒。

B族维生素是燃烧体内热量必不可少的营养素。烟酸可以改善血液循环。

另外，鸡肉中含有较多可以预防动脉硬化的亚油酸和亚麻酸等不饱和脂肪酸。

相关阅读页➡P54、P56、P58、P84

240千卡

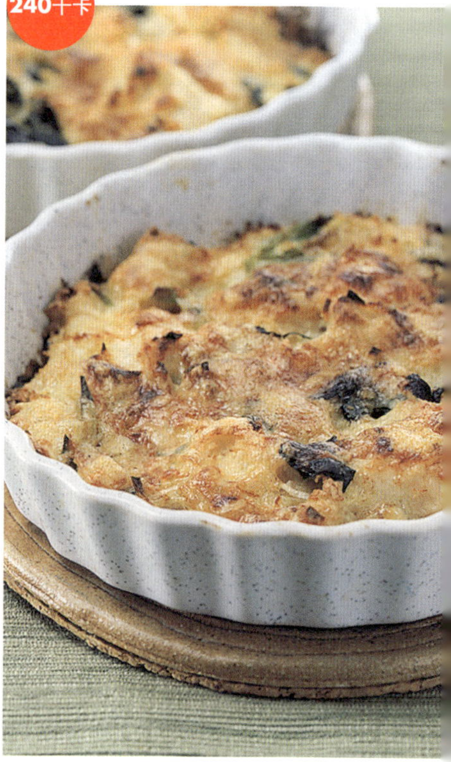

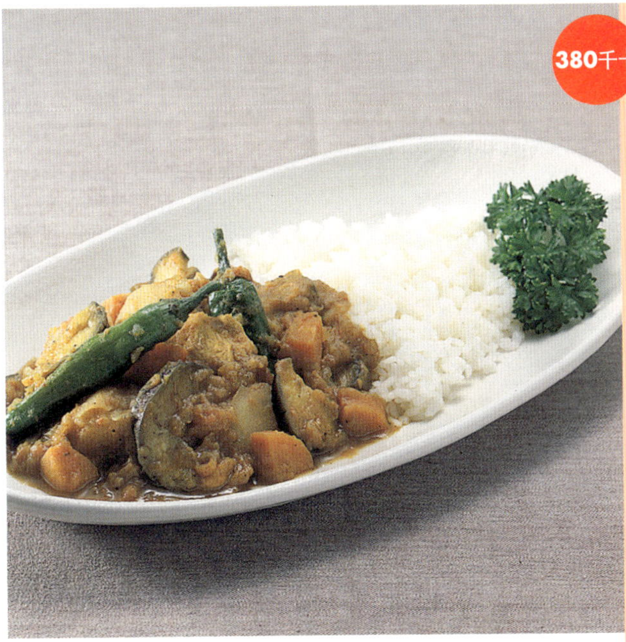

380千卡

鸡肉咖喱饭

◎ 材料（2人份）

米饭 ……………………240克
鸡大胸肉………………60克
洋葱 ……100克（1/2个）
土豆 ……… 160克（1个）
胡萝卜 …40克（3厘米长）
茄子 ………50克（1/2个）
番茄 ……… 150克（1个）
小绿辣椒…………………4根
蒜末 ……………1小汤匙
姜末 ……………1小汤匙
水 ……………………600毫升

ⓐ
脱脂牛奶…………1小汤匙
咖喱粉 …………1小汤匙
辣酱油调汁、浓味酱油、
辣酱 …………… 各2小汤匙
盐、胡椒粉 ……… 各少许
香辛料 ………………适量

◎ 做法

①将鸡胸肉斜切成片，洋葱切成末，土豆切成易食用大小，胡萝卜切成银杏叶状，茄子切成半月状。番茄去皮，绿辣椒去掉蒂。

②在锅内将洋葱炒至呈褐色，然后放入蒜末和姜末。

③在②中加水，放入鸡胸肉、土豆、胡萝卜、茄子、番茄、绿辣椒后中火炖煮。

④水沸腾后，除去表层的脏物，放入ⓐ，小火炖煮。

⑤将均匀入味后的④放入盛有米饭的餐盘内。

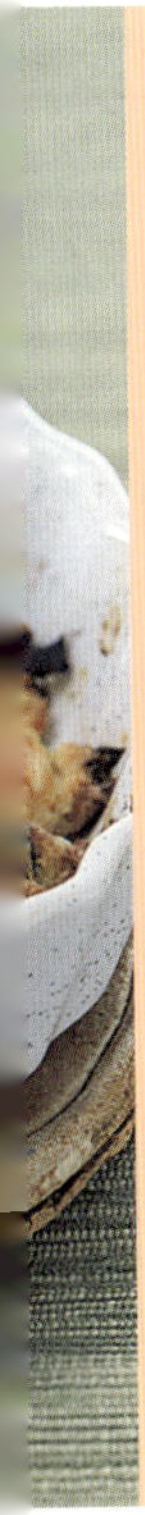

奶汁烤鸡

◎ 材料（2人份）

鸡小胸肉……………………………………… 40克
菠菜 ……………………………50克（1/6把）
洋葱 ……………………………80克（1/2个）
面包粉…………………………………………30克
豆乳 ……………………………………120毫升
可溶奶酪………………………………………30克
脱脂牛奶、橄榄油 ……………………各1小汤匙
盐、胡椒粉、荷兰芹 …………………… 各少许

◎ 做法

①将鸡胸肉切成易食用大小。菠菜用水焯一下，切成2～3厘米长。洋葱切成稍大一点的末。面包粉浸泡在豆乳中。

②将①混合搅拌后撒上盐和胡椒粉。

③将②放入涂好橄榄油的奶汁菜肴专用盘内。

④在③上浇脱脂牛奶和可溶奶酪。

⑤烤箱预热后以200℃烘烤10分钟，熟后撒上荷兰芹。

食品推荐 22

面筋

◉富含氨基酸，有着悠久历史的健康食品

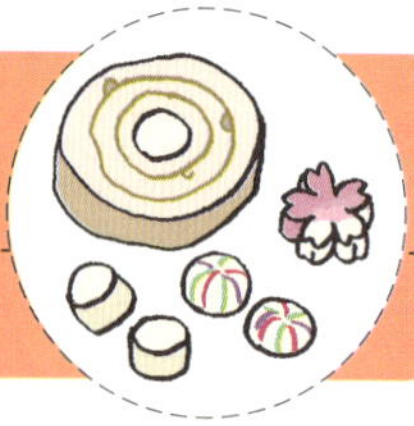

面筋是一种小麦粉加入水，经搅拌、团弄、用水冲洗掉其内所含淀粉，以小麦蛋白质谷朊为主要成分，添加糯米面制成的食品。面筋的历史悠久，很早以前就是中国人的健康食品了。面筋也作为修行僧侣们的蛋白质摄取源，被广泛应用于斋戒素食中。

一般常食的面筋按制作方法分为两大类：一类是口感黏黏的水面筋，另一类是口感脆脆的烤面筋。水面筋多用于煮菜、串烧、油炸食品、点心等，烤面筋则用于清爽口味的煮菜、火锅、汤汁的配料等。

面筋的原料谷朊中含有大量名为谷氨酸的氨基酸。谷氨酸是负责迅速传递大脑信息物质的构成成分，所以，其在提高学习能力、预防健忘等方面有一定的功效。

另外，面筋中还含有烟酸，烟酸又被称为维生素B_3。基于烟酸在改善血液运行，保持肌肤健康方面的功效，又被称为美容维生素。因烟酸是人体合成胰岛素时不可或缺的成分，所以，面筋对糖尿病也具有预防与改善的作用。

按形状分，还有面筋圈，其口感与肉接近，可以尝试将面筋圈与肉一起烹饪，这样就能够做出肉的分量感。

相关阅读页➡P56

健康炸猪排

◎材料（2人份）

猪里脊肉……40克（2片）
面筋圈……8克（2个）
杏鲍菇…30克（1小根）
面包粉…………3大汤匙
香油……………1大汤匙
ⓐ小麦粉…………1小汤匙
ⓑ小麦粉…………2小汤匙
　水………………1大汤匙
炸猪排调味汁…1小汤匙
粒状芥末……1/2小汤匙

◎做法

①将猪里脊肉的筋清除。

②将面筋圈用水清洗，沥干水分后一切为二。杏鲍菇纵切为4片。

③锅内倒入香油，将面包粉炒至金黄色。

④将猪里脊肉摊开，然后将杏鲍菇与面筋圈依次放上。

⑤将ⓐ撒在④上，蘸裹一下均匀搅拌后的ⓑ，然后滚上面包粉。

⑥将⑤放入烤箱内，肉面朝上，单面烤5～7分钟。

⑦撒上炸猪排调味汁以及芥末。

面筋的种类与做法

根据制作方法，面筋分为多种类型，例如水面筋、烤面筋、油炸面筋等。面筋的名称多以其形状而定，地区不同，形状与制作方法也各异。

烤面筋

在谷朊粉中加入糯米粉与小麦粉烤制而成。

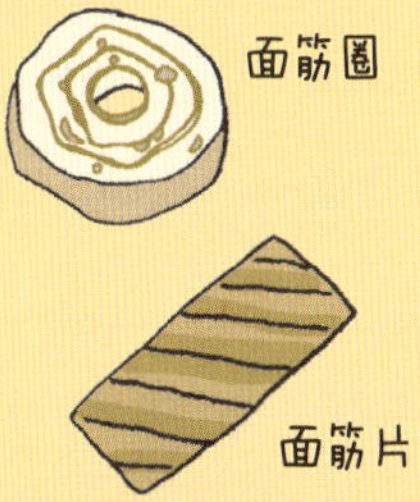

在谷朊粉中加入糯米粉与小麦粉蒸烤而成。

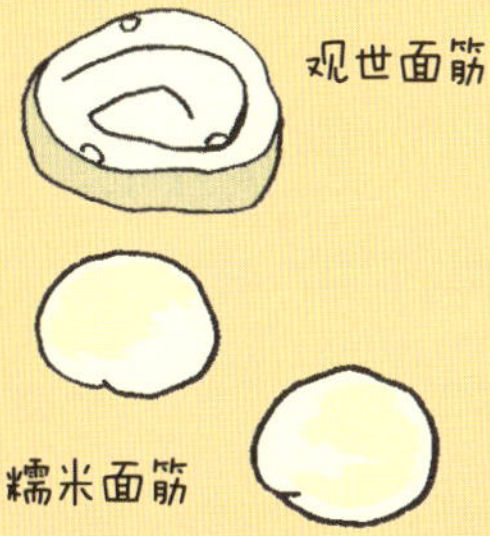

在谷朊粉中加入糯米粉与小麦粉，放入模子内烤制而成。

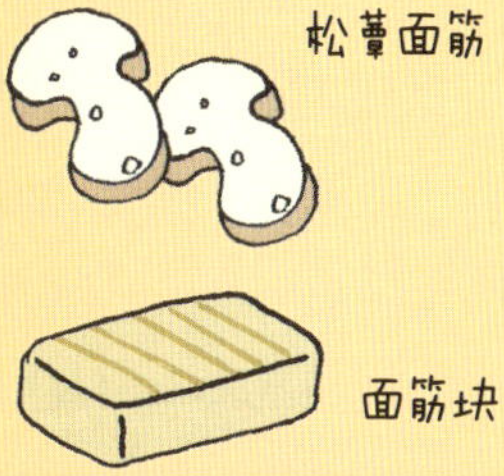

水面筋

将淀粉洗掉后，以小麦蛋白质谷朊为主要成分的蒸制食品。

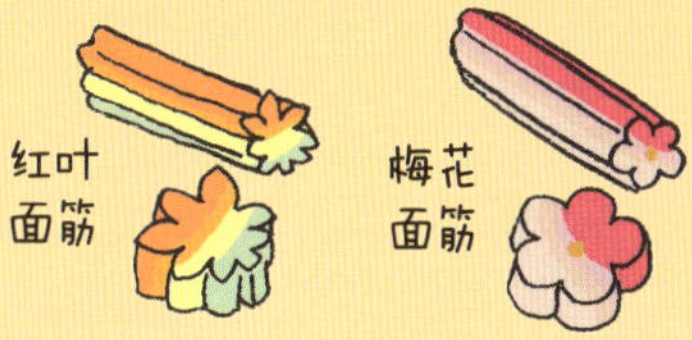

油面筋

用油炸制的水面筋。

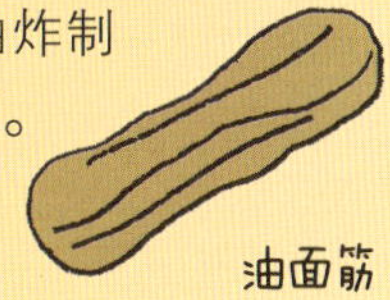

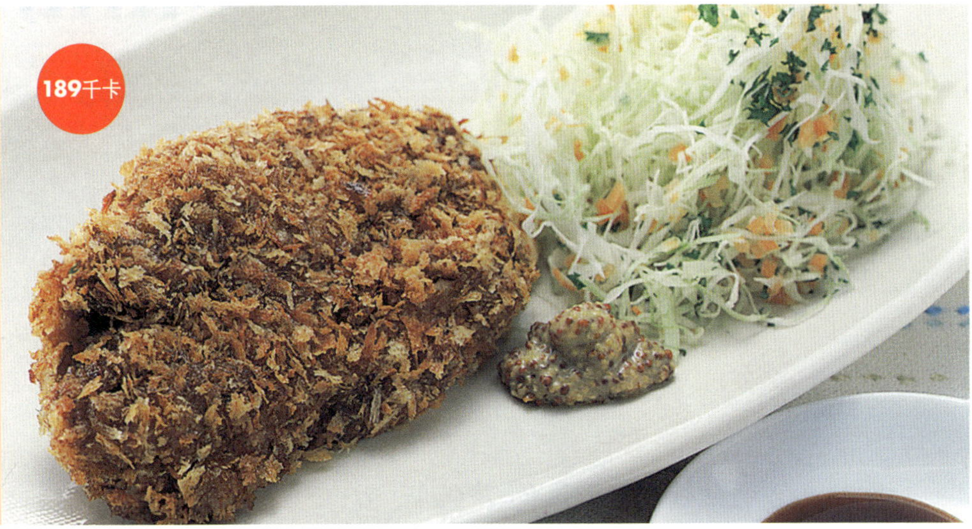

食品推荐 23

蛤蜊

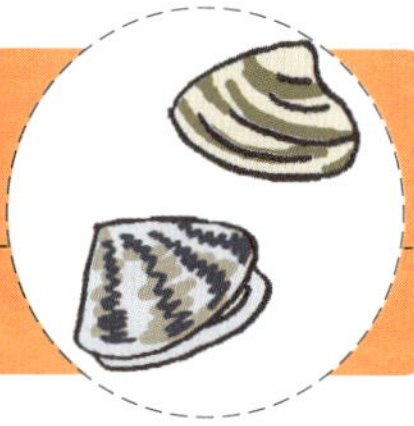

◉有助于控制血糖，含有丰富的营养素

蛤蜊是春天赶海时节的主角，常栖身于淡水流入的内海的泥沙中。

春天是吃蛤蜊的最佳季节。每到这个时期，蛤蜊体内的琥珀酸成分会增加，鲜味也因此大增。夏季，蛤蜊进入产卵期，这时其生殖腺内会分泌一种毒素。因存在中毒的可能性，所以建议夏季不要过多食用。

烹饪菜肴时，一定要用鲜活的蛤蜊，因蛤蜊容易腐烂，所以最好在购买的当日就食用完。如果需要保存，应将蛤蜊浸泡在与海水浓度相当的盐水中（浓度为3.5%，即300毫升水中，盐量约占10克），然后放入冷藏室使其处于假死状态，这样可以保鲜一周。

蛤蜊含脂肪较少，含优质蛋白质较丰富，特别是牛磺酸的含量较高，因此蛤蜊在加强人体各种功能方面均有一定的功效。

蛤蜊富含矿物质，其中，铬是碳水化合物转化为热量的过程中必不可少的营养素。如果铬含量不足，碳水化合物就无法顺利地被人体有效利用。

另外，蛤蜊还含有大量在人体内能够构成血红蛋白的铁以及防止恶性贫血的维生素B_{12}。

蛤蜊可以用于大酱汤、海鲜饭、意大利面、醉蒸海鲜、炒菜等各种菜肴中。加热蛤蜊时流出的汤汁内含有许多鲜味成分及营养素，因此，最好将蛤蜊用于汤汁类的食物中。

相关阅读页➡P56、P60、P96

蛤蜊将泥沙与海水一同吸进体内，并以其中的浮游生物为食。为了让蛤蜊将泥沙吐出，需将其放入与海水浓度接近的盐水中浸泡数小时。

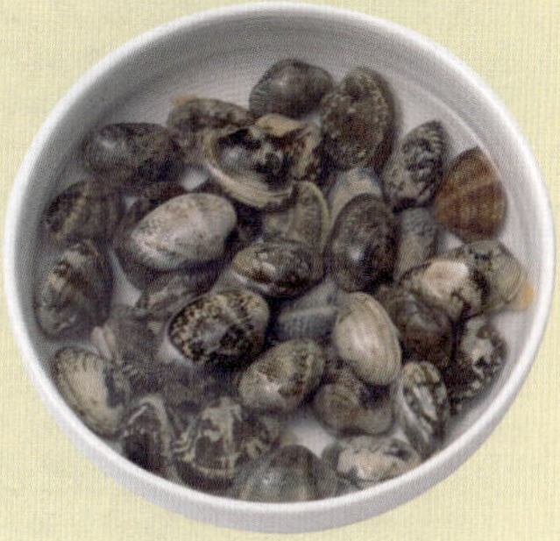

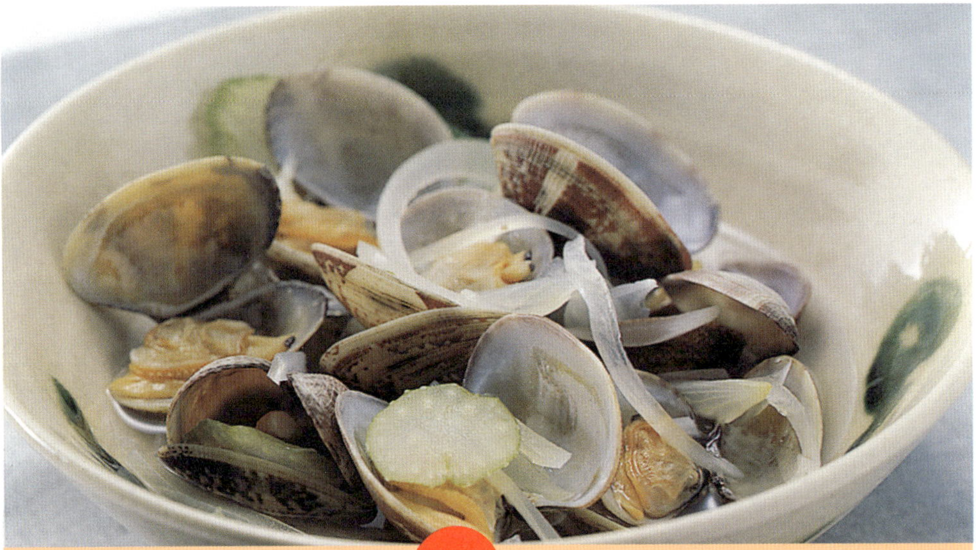

33千卡

醉焖蛤蜊

◎ 材料（2人份）

蛤蜊（带壳，已清除泥沙）…………180克（约30个）
芹菜 ……………………30克（1/3根）
洋葱 ……………………50克（1/4个）
白葡萄酒……………………2大汤匙
盐、胡椒粉 ……………………各少许

◎ 做法

①将蛤蜊仔细冲洗后，沥干水分。将芹菜与洋葱切成薄片。

②将芹菜与洋葱平铺在锅内，放上蛤蜊，然后倒入白葡萄酒，撒上盐与胡椒粉。盖上盖儿焖烤。

③焖烤7～8分钟，直至蛤蜊的壳完全打开。

让我们一起识别味道鲜美的蛤蜊吧

多数人很清楚如何挑选新鲜的蔬菜和鱼等，却不太会辨别蛤蜊的好坏。美味的蛤蜊有个特征，即外壳紧紧地咬合在一起且花纹鲜明。

蛤蜊的外壳有竖纹的、横纹的，还有几何图形的，样式纷呈。实际上，外壳的图案与其美味与否并无多大的关联。

扁平的外壳是蛤蜊味道鲜美的另一个特征。那些看起来外形鼓鼓的、呈圆状的蛤蜊，人们一般感觉会很好吃，其实，外壳薄、平坦展开的，此类蛤蜊肉才紧实、味美。

因蛤蜊与双壳贝的外形相似，所以，赶海的时候人们经常将二者搞混。蛤蜊的外壳表面手感粗糙，而花蛤、飞蛤、四角蛤等较为光滑，所以，可以通过摸外壳感知一下来加以区分。

食品推荐 24

圆白菜

◉每天都吃不厌的便利蔬菜

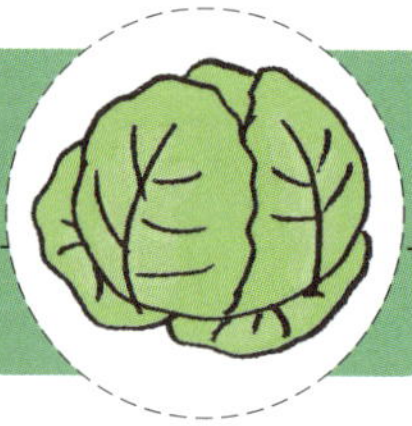

圆白菜一年四季都可以买到，即能生吃又能炖煮，味道甘甜，是每天都可食用且极具营养价值的蔬菜。

100克（约一片大叶子）圆白菜约含1.8克膳食纤维，其中，1.4克为非水溶性膳食纤维，具有增加便量和通便功效。

如果在刚开始进餐时就充分摄取像圆白菜这类的富含膳食纤维的食物，通向十二指肠的胃的幽门处便会被堵住。因此，食物由胃向十二指肠的蠕动速度减缓，葡萄糖被小肠吸收的时间延长，血糖的上升便会缓慢。

另外，圆白菜还含有丰富的维生素C与钙，做菜时巧妙搭配圆白菜可以促进营养的均衡。

再有，圆白菜中所含的维生素U，可以抑制胃酸的分泌与胃黏膜的修复。

圆白菜清淡爽口的味道适宜中餐、西餐和日餐等。但经加热后的圆白菜，建议将渗出的汤汁一同食用。

相关阅读页➡P2、P62

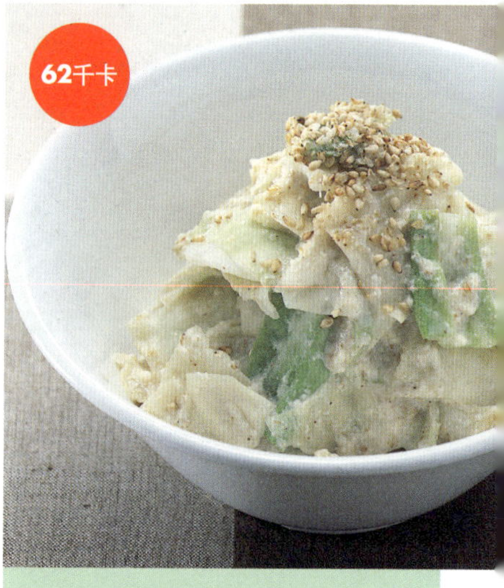

62千卡

圆白菜豆腐芝麻拌菜

◎ 材料（2人份）

圆白菜……100克（1/4个）
绢豆腐……60克
白芝麻……1大汤匙
淡味酱油……1大汤匙
鲣鱼海带汤……50毫升

◎ 做法

①将圆白菜切成块焯一下。

②将绢豆腐的水分沥干。

③将白芝麻研成末（留少许用作装饰），加入豆腐、酱油和鲣鱼海带汤后均匀搅拌。

④将圆白菜倒入③均匀搅拌，然后装盘，撒上芝麻。

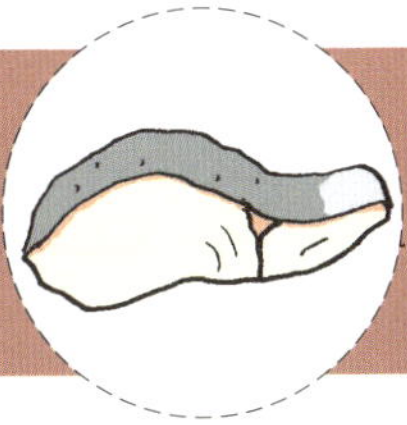

鳕鱼

◉ 脂肪少、低热量、营养满分的优等鱼

食品推荐 25

鳕鱼是鳕形目鳕科类鱼的总称，含优质蛋白质，脂肪较少，鱼肉呈白色，每年1～2月是味道最为鲜美的时候。

鳕鱼的肝脏中富含可以保护眼睛与皮肤健康的维生素A、强健骨骼与牙齿的维生素D以及能预防衰老和慢性病的维生素E。

鳕鱼中还有能促进碳水化合物与脂肪代谢、高效利用摄入体内热量的B族维生素和辅助胰岛素工作的镁等。除此之外，鳕鱼内还含有被誉为抗压力维生素的泛酸，其在增强免疫力、增加人体内的好胆固醇、预防心脏疾病等方面有一定的作用。

在冬季吃鳕鱼什锦火锅，味道鲜美；将其裹上面粉做成奶油煎鱼，可享受到西洋的风味。鳕鱼肉质松软，在加热时需多加注意，以免将其碰碎。

相关阅读页➡P56、P58、P60

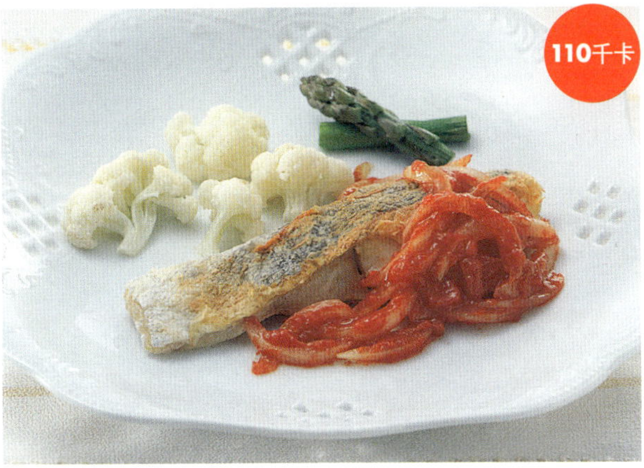

法式黄油烤鱼

◎ 材料（2人份）

鳕鱼片··100克（2片）
盐、胡椒粉·····各少许
小麦粉··········1大汤匙
洋葱····50克（1/4个）
水煮番茄（罐头）·····
·········100克（1/2罐）
番茄酱··········1小汤匙
白葡萄酒·······1小汤匙

◎ 做法

①在鳕鱼的两面撒上盐、胡椒粉、小麦粉。将洋葱切成薄片。

②用细网眼滤器将番茄过滤，去除番茄籽后放入番茄酱和白葡萄酒混匀。

③用锅烹炒洋葱，然后放入②。当锅内食材沸腾后盛到餐盘内。

④用另一口锅将鳕鱼两面小火煎烤。

⑤将④放到③的餐盘内即可。

食品推荐 26

香草与香料

◉既是草药，又可作为佐料

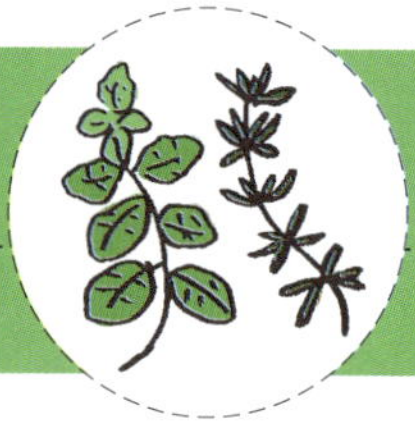

香草常常散发出其独特的香味，花、茎、叶、种子、根等可以食用也可用作药品等，是一种用途极为广泛的植物。荷兰芹、月桂、罗勒、百里香、披萨草、迷迭香等香草在欧洲使用较为普遍。

还有一类提香的食物叫香料，如桂皮、肉豆蔻、胡椒、丁香、多香果等，这些主要产于东南亚，据说很久以前，在将这些香料运往欧洲之际，为了经得起漫长的旅途，它们被干燥、制成粉末状来进行保存，后来这些香料便作为香味调料使用至今。

这些香草和香料在烹饪料理及中餐时常被用到。在世界范围内，香草、香料、佐料以及香辛料等共有350种之多。

香草或香料中含有药物及营养成分，食用方法多种多样，例如，鲜叶可以当作茶来饮，也可放入沙拉直接食用，或与黄油、橄榄油混合制成香草黄油或香草橄榄油等。

香草被认为具有控制血糖升高的功效，市面上有售以香草为辅料的茶叶及营养食品。在这些茶叶或营养食品中，有时会出现像药品样的副作用或因个人体质关系出现过敏现象，因此，不要轻易购买此类食品，食用前应向医生或营养师咨询。

相关阅读页➡P98

香味蔬菜汤

3千卡

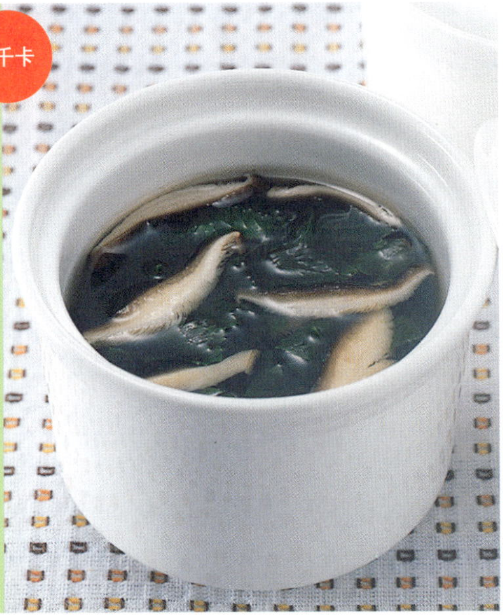

◎ 材料（2人份）

香菜（叶子部分）………………… 20克
嫩叶 ………………………………… 20克
香菇 ……………………30克（2个）
水 ………………………………… 400毫升
海带茶 ……………………………2小汤匙
盐 ………………………………… 少许

◎ 做法

①清洗香菜与嫩叶，然后沥干水分。将香菇切成薄片。

②锅内放入水、海带茶、香菇，用小火炖煮。

③香菇煮透，放入香菜与嫩叶，用盐调味后装盘。

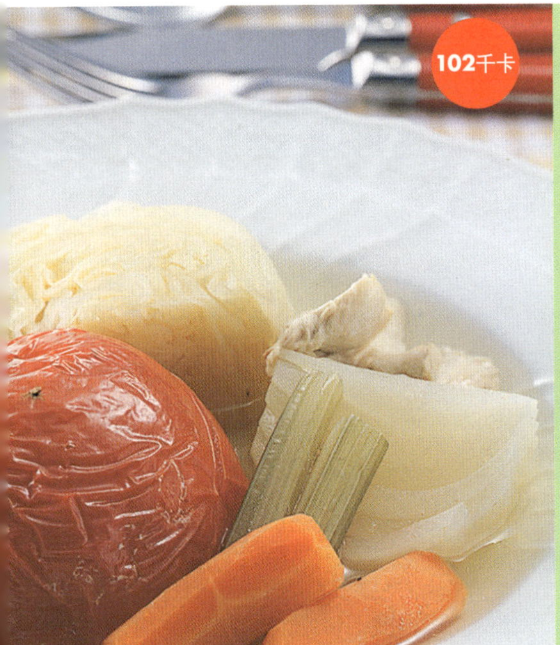

102千卡

香炖鸡肉鲜蔬

◎ 材料（2人份）

鸡大胸肉 ……………………………… 60克
芹菜 …………………………40克（1/2根）
圆白菜 …………………… 100克（1/4个）
胡萝卜 ………………40克（3厘米长）
番茄 ………………………… 300克（2个）
混合香草（罗勒、迷迭香、荷兰芹）…1束
水 ……………………………………600毫升
盐、胡椒粉 …………………………各少许
粒状芥末 ………………………………适量

◎ 做法

①将鸡肉切成适宜进食大小，胡萝卜切成圆片，芹菜去梗后切成4厘米长的小段。用牙签将洋葱与圆白菜固定，以防在煮的过程中煮散，同时用牙签将番茄刺几个孔。

②将①、香草和水放入锅内，用中火煮。

③沸腾后改为小火，放入盐、胡椒粉。

④食材熟透后装盘，撒上芥末。

食品推荐
27

大蒜

◉能够增强维生素B_1的作用，并能控制血糖

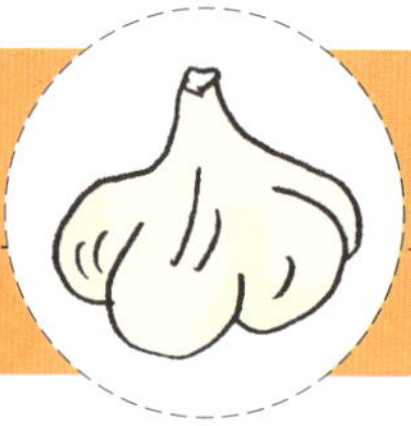

大蒜原产于中亚，早在很多年前就已经被人们食用。

大蒜所具有的诸多药效已得到世人的认可，并将其作为强身壮体、补充精力的药品。过去人们几乎只吃其鳞茎的球体部分，近些年花茎以及叶子也成了食材。

大蒜特有的气味源自蒜素成分，将其与维生素B_1一起摄取，有益于维生素B_1在体内的吸收与作用的加强。维生素B_1可分解体内的葡萄糖，使其转化为二氧化碳、水以及能量，大蒜与富含维生素B_1的肉类一起食用，会使人变得有精神，有助于缓解疲劳。

大蒜中的蒜素可以促进人体新陈代谢，促进血液循环，调节激素的分泌。另外，大蒜有助于缓解疲劳、改善怕冷症状、强身壮体等。

大蒜具有诸多特性，不同形式的大蒜对身体发挥着不同的作用。大蒜生食、熟食均可，但不要过量食用。

相关阅读页➡P98

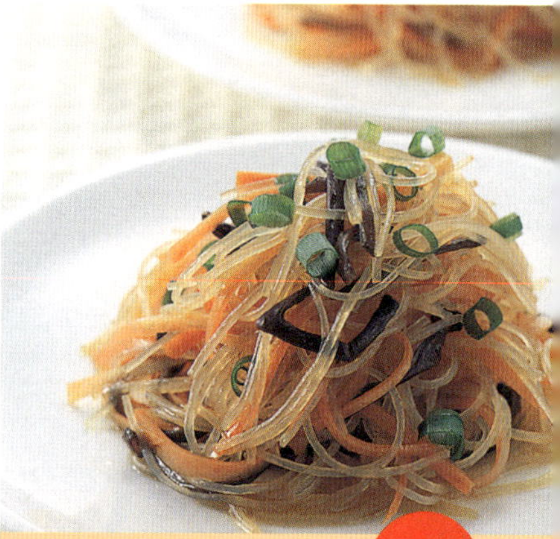

粉丝色拉

137千卡

◎材料（2人份）

粉丝（干）……………… 20克
木耳（干）………………… 4克
胡萝卜……30克（2厘米长）
小葱 ……………………… 适量
醋、绍兴酒（或酒）、香油
……………………… 各1大汤匙
砂糖 …………………… 1小汤匙
酱油 …………………… 2大汤匙
姜末、蒜末 …… 各1小汤匙

◎做法

①用热水将粉丝与木耳泡发后切成容易进食的长度。将胡萝卜切成丝，小葱切成段。

②将醋、绍兴酒、香油、砂糖、酱油、姜末、蒜末混合调匀。

③将①与②搅拌均匀。

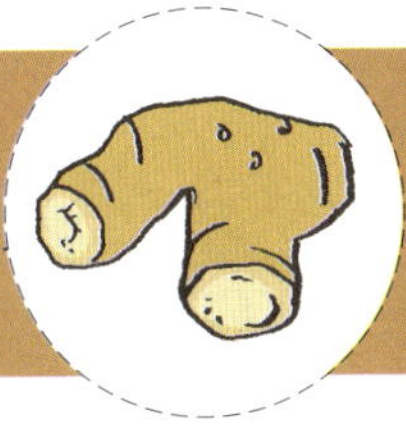

姜

食品推荐
28

◉具有多种功效的食物

姜属于姜科植物，其可食用性不用赘述，其根茎作为中药在世界范围内也得到了广泛应用。

姜中芳香性的辣味成分姜辣素以及姜酚酮具有增强人体新陈代谢、调理肠胃、暖体、促进血液循环、杀菌与解毒等功效。

感冒时喝姜汤具有暖体的功效，这是因为姜的辛辣成分促使人体血管扩张，血液循环得到改善的缘故。姜的辛辣成分能够使体内的脂肪被有效燃烧，还能缓解血糖的升高。同时，姜对怕冷症状、肩周炎、神经痛也有一定的改善功效。

另外，生姜可以起到杀菌的作用，以姜作为佐料，能够预防食物中毒。

姜的辣味也是菜肴的点睛之笔，在各种菜肴中添加少许姜，可起到提味的作用。

相关阅读页➡P98

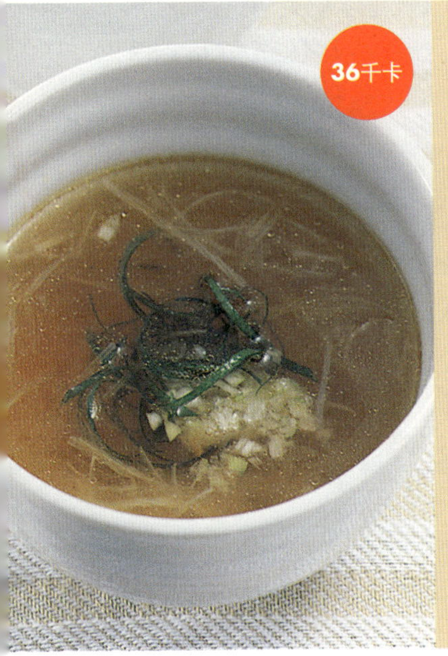

36千卡

大葱粉丝汤

◎ 材料（2人份）

大葱……40克（16厘米长）
粉丝（干）……5克
生姜……1块
香油……1小汤匙
鲣鱼海带汤……400毫升
淡味酱油……1小汤匙
盐……少许

◎ 做法

①将大葱切成细丝，粉丝泡发后切成5～6厘米长，姜切成末。

②锅预热后倒入香油，放入葱丝与姜末烹炒。

③将鲣鱼海带汤倒入②后煮沸，然后加入粉丝、酱油和盐。

食品推荐 29

柠檬

◉可作为调味品的水果

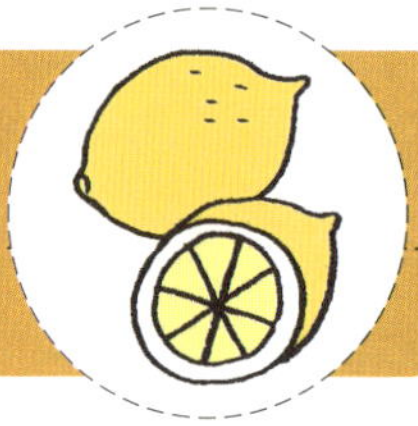

提起酸味的水果，很多人会想起柠檬。

柠檬特有的酸味源自柠檬酸成分，因该成分可以分解体内的疲劳物质乳酸，确保代谢的顺利进行，所以，柠檬被公认具有解除疲劳的功效。

在烹饪菜肴时巧用酸味可以减少调料的用量，能够防止盐分的过量摄取，预防高血压。但是，由于柠檬具有促进食欲的功效，因此不要过多食用添加了柠檬的菜肴。

柠檬的酸味还有一个有趣的作用，即人们只需想起它就对健康有益，这就是柠檬促进唾液分泌的功能。

您也曾有过想起柠檬的酸味就分泌唾液的经历吧！唾液中含有的消化酶可以帮助消化、减轻肠胃负担，唾液还有保持口腔内清洁的作用。

柠檬不仅含营养素，其味道与香气均可被有效利用。

相关阅读页➡P98、P102

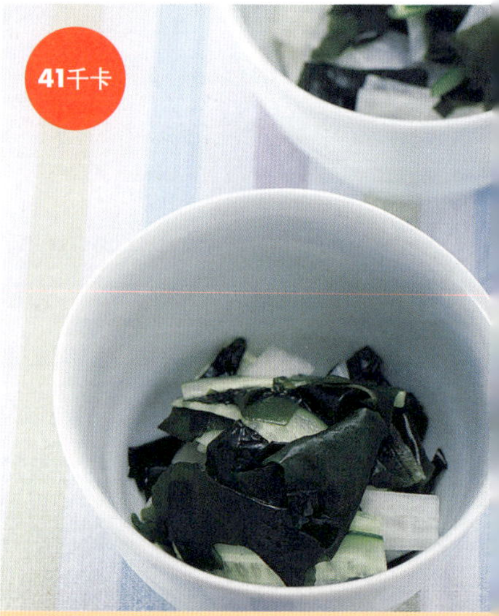

香醋拌裙带菜

◎ **材料（2人份）**

裙带菜（干）…………………2克
白萝卜…50克（2.5厘米长）
黄瓜……………50克（1/2根）
醋、砂糖…………… 各4小汤匙
柠檬汁………………………… 少许
白芝麻末…………………… 一撮

◎ **做法**

①将裙带菜泡发后沥干水分，白萝卜切成稍薄一点的长方块，黄瓜切成薄片。

②将醋、砂糖和柠檬汁混匀。

③将②倒入①后均匀搅拌，然后装盘，撒上白芝麻末。

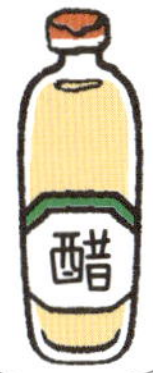

醋

◉ 独特的酸味可以清洁血液

很久以前，醋的杀菌作用就已为人所知，加之将其添加在食品中可以延长保存期的缘故，醋被广泛应用至今。

醋的主要成分是醋酸，具有强大的抗氧化作用。因此，醋酸也具有清洁血液的功效，可以防止血液浓稠或聚积，预防动脉硬化等，同时还能控制血糖。

醋酸使食物由胃进入肠道的时间减缓，这样延迟了人体对食物的消化与吸收，因而减缓了血糖的上升速度。

醋酸进入人体后会转化为柠檬酸。柠檬酸能够促进三羧酸循环，帮助作为能量源的碳水化合物转化为能量。醋酸在缓解疲劳方面也有一定的作用。

另外，据考证，醋与米饭一起食用可以降低血糖生成指数，但是，有些寿司饭中除醋外还添加了糖和盐分，所以不宜多食。如果自己做寿司，可以减少糖和盐的使用量。

相关阅读页➡P70、P102

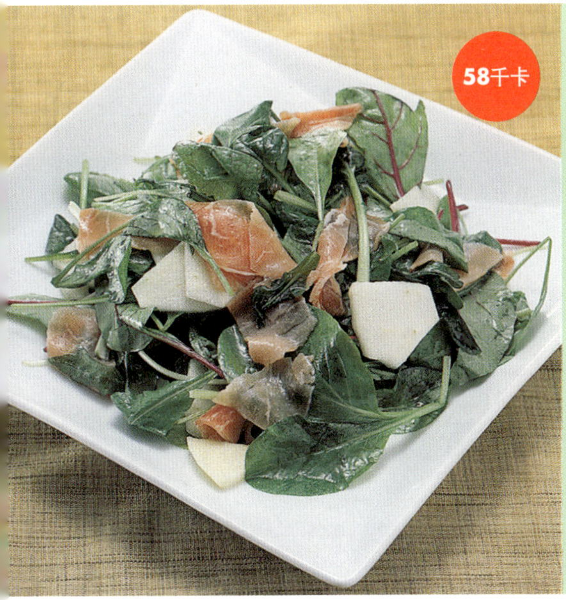

火腿沙拉

◎ 材料（2人份）

生火腿……2片
嫩叶……40克
苹果……50克（1/4个）
醋……2小汤匙
橄榄油……1小汤匙

◎ 做法

①将火腿切成易食用大小。清洗嫩叶后沥干水分。苹果去皮后切成银杏叶状。

②将醋和橄榄油混匀。

③将①和②均匀搅拌后放入餐具内。

食品推荐 31

姜黄

◉姜黄素可以强化肝脏与胰腺的功能

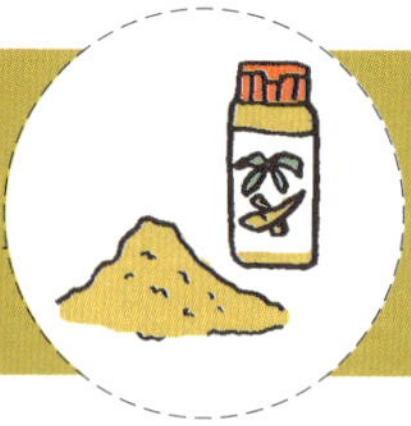

咖喱粉内含有的香料姜黄根常被用于腌制萝卜。黄色的色素姜黄素被认为可以改善肝脏与胰腺的功能。肝脏具有解毒作用，除分泌胆汁外，还能将多余的糖转化为糖原储备起来，当人体需要时再将其还原成糖输送到血液。具有如此作用的肝脏功能如果得到加强的话，那么，糖的利用会变得更为高效，从而有益于人体对血糖的控制。胰腺负责调节胰岛素的分泌，胰腺的作用被强化后，胰岛素的功能得到改善，血糖就不易升高。

姜黄素的抗氧化能力较强，因其可以抵制被称为“人体铁锈”的活性氧成分，所以，姜黄素在清洁血液、保持血糖稳定、预防糖尿病并发症等方面都有一定功效。

相关阅读页➡P2、P4、P100

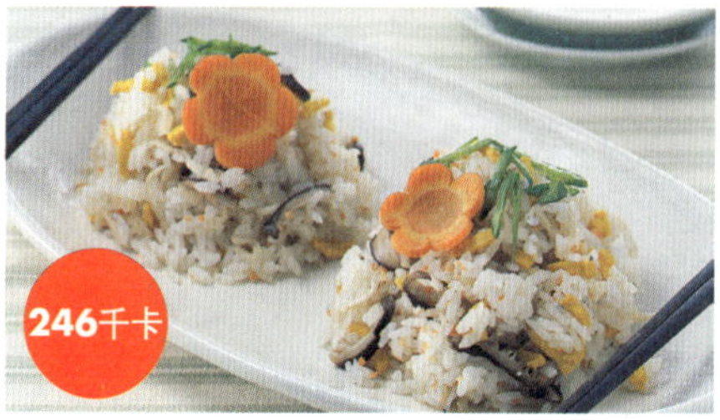

缤纷寿司饭

◎材料（2人份）

米饭……200克
干香菇……2个
干白萝卜丝……8克
胡萝卜……6克
嫩豌豆角……2根
干银鱼……5克
冻豆腐……10克（1/2块）
ⓐ 鲣鱼海带汤……50毫升
ⓐ 姜黄……少许
ⓑ浸泡干香菇、干白萝卜丝的水……各50毫升
浓味酱油……1/2小汤匙
ⓒ 醋……2小汤匙
ⓒ 砂糖……1大汤匙
ⓒ 盐……约1小汤匙

◎做法

①用水将干香菇泡发后切成薄片，干白萝卜丝泡发后切成易食用大小，胡萝卜切成薄圆片后放入模子里刻出花形，再将余边切成碎丁。

②将摘去梗后的嫩豌豆角放入微波炉内加热10秒钟，切成细丝。冻豆腐解冻后切成短长方块，然后放入锅内与ⓐ一起炖煮。

③将香菇放入锅内，添加ⓑ炖煮，沸腾片刻后，放入萝卜丝、胡萝卜丁和酱油。

④将ⓒ混匀，做成寿司醋。

⑤米饭中倒入④搅拌均匀后冷却。再放入②、③和干银鱼，搅拌均匀后装盘。

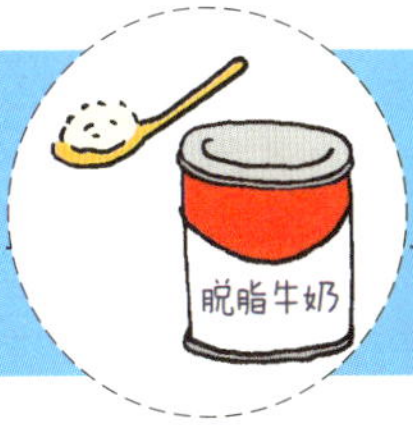

脱脂牛奶

食品推荐 32

◉ 低热量的牛奶替代品

脱脂牛奶，是指通过离心等方法将牛奶中的脂肪去除后的牛奶。脱脂牛奶含有与牛奶相同的优质蛋白和钙，因其脂肪含量较少，所以，低热量成了脱脂牛奶的一大特征。

牛奶是血糖生成指数较低的食品，它可以增加人体的饱腹感，使进食量减少，从而起到控制血糖的作用。

虽然牛奶可使人有饱腹感，有助于控制血糖，但大量摄取脂质较多的牛奶和奶油也并非明智之举，可以将牛奶与低血糖生成指数食品搭配食用。另外，脱脂牛奶即使加热，其所含营养素也几乎不会发生变化。因此，在白色调味汁内放点脱脂牛奶或用脱脂牛奶代替沙拉中的蛋黄酱，都可以做出奶香四溢的菜肴。

相关阅读页➡P70、P74

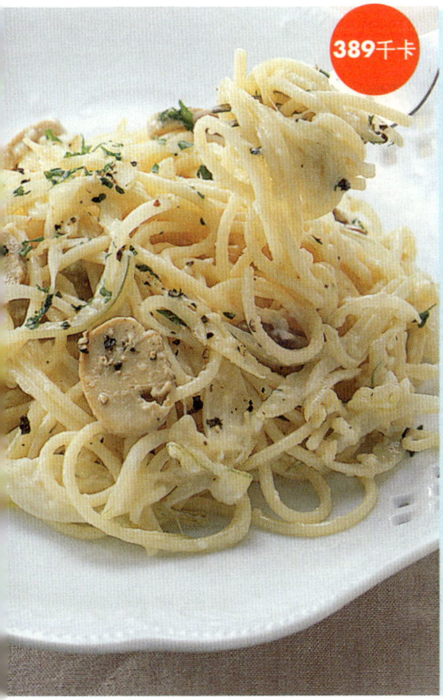

拌意大利面

◎ 材料（2人份）

意大利实心面（干）……160克
盐……1小汤匙
洋葱……100克（1/2个）
松伞蘑（水煮，罐头）……30克

ⓐ
- 松软干酪、脱脂牛奶……各2大汤匙
- 煮意大利面的汤……6大汤匙
- 鸡蛋……1个
- 盐、粗粒胡椒粉……各少许

◎ 做法

①在锅内放入盐，然后煮意大利面。
②将洋葱切成薄片。松伞蘑用水清洗后沥干水分。
③将ⓐ混合调匀。
④用锅烹炒洋葱，然后放入松伞蘑。
⑤将煮好的意大利面倒入④中，再加入③，搅拌均匀后装盘。

尽量避免吃易升血糖的食品

◉少吃红灯食品

肉　雪花肉是一种肥瘦相间的牛肉，要学会挑选与食用

好吃的肉，其肉质大多很软嫩，而肉的软嫩程度是由其所含的脂肪量决定的。犹如大理石花纹般的雪花肉，其脂肪沉积在肌肉纤维之间，脂肪酸含量较高。此类肉的形成是牛在生长期足吃饲料，各方面都精心呵护的结果。

肉是优质蛋白质源，同时也含有铁等矿物质，所以应尽量摄入，但是，像雪花肉这种含脂质较高的肉，摄入过多容易出现脂肪过量的问题。

因此，无论牛肉还是猪肉，最好食用脂肪较少的小里脊肉，鸡肉的话，以选择小胸肉或剥去鸡皮的鸡腿等部位为宜。烹饪时，为了去除多余的脂肪，可以先用热水焯一下。

红灯食品排序

①牛大里脊

②牛五花肉

③猪五花肉

牛奶乳制品　尽量食用低热量牛奶及乳制品

从每100毫升所含的脂肪量来看，牛奶与乳制品没有肉所含的脂肪多，但是，如果摄入较多，不加注意的话，还是会出现脂质摄入过量的问题。

牛奶加工而成的奶油及奶酪等，由于是牛奶的脂质凝缩而成，即使是少许，其热量也较高。

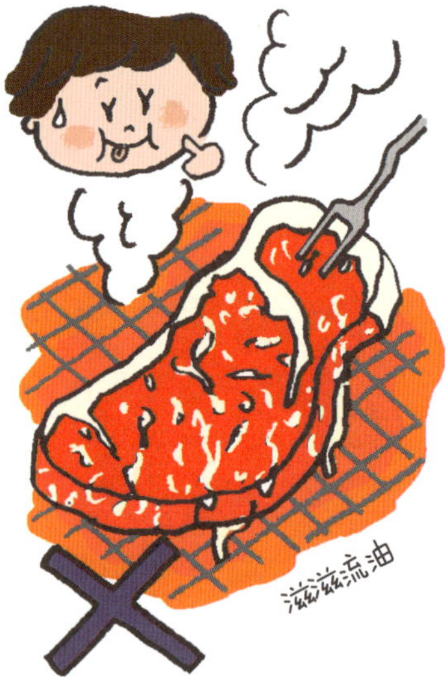

由于牛奶和乳制品的热量偏高，故应尽量控制摄入量。但因其所特有的醇厚风味，加之牛奶及乳制品还是优质矿物质的补给源，因此，应适量摄入。

那么，该怎么喝牛奶或乳制品呢？可以选择含脂质较少的脱脂牛奶，这样也可以达到控制血糖的目的。

红灯食品排序

①奶油

②英国车达全脂奶酪

③奶油奶酪

油脂　油可以说是脂质的集合体，尽量养成少用油的习惯

一般来说，油源自植物性食品，而脂源自动物性食品。人们常常觉得“植物油对身体有益可以多吃”，实际上，植物油的热量也很高，如果不注意摄入的方式，仍会导致肥胖。

烹调时，应想方设法减少油的使用量，例如，需要煎炸的食品不进行煎炸，而采用刷点油烧烤的方式或者用不粘锅等。

红灯食品排序

①牛油

②猪油

③起酥油

糖及甜味料　尽量选择未经精加工的制品

糖纯度越高人们越能感知到它的甘甜。糖的分解速度较快，能够促使血糖急剧上升。

最好不使用糖类制品，如果一定要使用，建议不要选择精加工的白糖或绵白糖，而要灵活运用红糖、枫糖浆、蜂蜜等。

红灯食品排序

①葡萄糖

②砂糖

③方糖

相关阅读页➡P54、P72、P84、P86

控制血糖须怎样饮水

◉巧妙摄取维持生命不可或缺的水

摄入水分不足血液会变得黏稠

水占了人体的60%～70%，其中，约40%为细胞液、15%为组织液、剩余的5%存在于血浆中。

水分的作用举足轻重，是维持生命不可或缺的物质，例如，水分负责将营养成分输送至体内，将代谢产物排出体外以及调节体温等。如果人体全部水分的10%流失，生命就会出现危险；如果流失20%，人将面临死亡。

在日常生活中，水分以小便、汗液或经由皮肤蒸发等形式流失。

体内水分不足时，血液浓度上升、黏稠度增加，容易引起血流不畅、血管阻塞的现象，罹患心肌梗死、脑梗死等疾病的危险性随之增加。

因高血糖导致喉咙干渴或小便增多

如果高血糖的症状长时间得不到缓解，人体便会出现喉咙干渴、尿量与尿的次数增多的情形，这主要是因为血糖升高导致血浆渗透压升高引起的。为了使血浆渗透压下降，人体组织试图从血液内吸取水分来解决。在该过程中，血液量增加，与此同时，增加了的血管内的水分也以尿的形式被排出体外，这就是尿量与尿的次数增加的缘由。

如果水分持续向血管内输入，原本细胞所需的水分就会受限，人会出现脱水、喉咙干渴难耐。如果高血糖状态放任不管，大量尿被排出，无论人怎样摄取水分，都将陷入口渴状态难以改善的恶性循环之中。

摄取不含糖的水分

虽然人的年龄、性别、生活习惯等存在着一定的个体差异，但人体每天进出的水量一般约为2500毫升。水分的补给源基本是饮用水和食物，还有一部分是营养素代谢时所产生的水。

摄入体内的水分除以尿和便的形式排出体外，呼吸以及经由皮肤蒸发也是常见途径。

人体摄入的水分与排出的水分几乎是相等的。一般来说，人体每天摄入的水分为2500毫升，其中，1000毫升来自食物、1200毫升来自饮用水、300毫升来自代谢产生的水。与此相同，人体每天排出的水分也约为2500毫升，其中，1500毫升经尿排出、100毫升经大便排出、900毫升经呼吸和皮肤蒸发。

当血糖升高，尿量增加时，人体需要补充水分。

补充水分时，尽量少喝果汁和咖啡等，而是选择白开水或茶。

一般情况下，感觉不太甜的清凉饮料也含有很高的糖分。大量饮用含糖饮料，容易导致血糖的进一步升高，加重口渴症状。因此，运动后也不宜大量饮用健身饮料。

相关阅读页➡P78

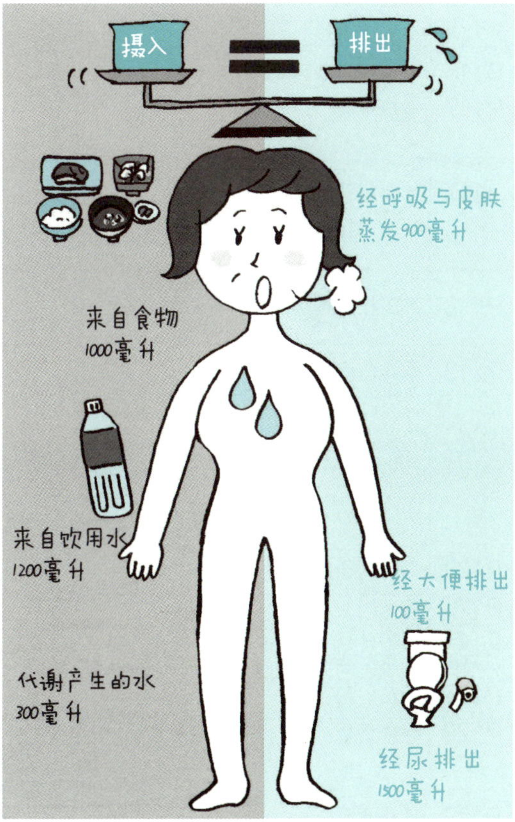

成人每天的补水量与排水量基本相当。

食物互换一览表

在第3章所介绍食谱中的食材，可以通过本表中所列食物进行替换。也可以以此表作为参考，制作自己喜爱的食谱。

页码	菜肴名称	食材	可互换食物									
			土豆	大蒜	香菇	丛生口蘑	木耳	裙带菜	海蕴	牛蒡	藕	白萝卜
P111	黏滑纳豆	秋葵									●	
		山药							●			
		黄麻叶										
P111	豆乳汤	绢豆腐	●									
		洋葱										
P112	银鱼稀饭	银鱼						●				
P113	干烧明虾	虾										
		藕								●		
P114	香腌芜菁	芜菁										●
P115	肉丝鸡蛋炒苦瓜	苦瓜										
		猪腿肉										
P117	清拍牛蒡	牛蒡									●	
P117	什锦蔬菜汤	牛蒡									●	●
		胡萝卜								●	●	●
		白萝卜								●	●	
		魔芋			●	●	●					
		芋头	●									
		干香菇					●					
P118	香腌根茎类蔬菜	白萝卜									●	
		藕										●
		胡萝卜									●	●
P119	香腌莲藕	藕										●
		菜花										
P121	八宝菜	鱿鱼										
		木耳										
		干香菇						●				
		胡萝卜									●	
		竹笋		●	●	●				●	●	●
		嫩豌豆角										
P123	日式亲子盖饭	鸡大胸肉										
		香菇		●								
P125	青椒肉丝	牛腿肉										
P125	甜椒沙拉	滑子菇			●			●				
P127	鸡蛋饼包饭	鸡小胸肉										
P127	番茄沙拉	黄瓜										
		干银鱼										
P129	鳗鱼盖饭	魔芋			●	●	●					
P129	什锦煮菜	鸡小胸肉										
		魔芋			●	●	●					
		牛蒡									●	●
		藕										●
		干香菇					●					
		嫩豌豆角										

表中的●标记表示此类食物可与食谱中的食材互换，且互换后热量变化不大。例如，黏滑纳豆中的食材秋葵，可以与藕、苦瓜或扁豆互换。

	芜菁	青椒	番茄	茄子	黄瓜	苦瓜	竹笋	洋葱	扁豆	菠菜	油菜	茼蒿	韭菜	圆白菜	油菜花	西兰花	秋葵	芹菜	干白萝卜丝	大豆	豆腐	鸡小胸肉	虾	樱虾	墨鱼	章鱼	牡蛎	扇贝	鳕鱼	水面筋
						●			●																					
					●																									
										●	●	●	●																	
																				●										
													●					●												
																								●						
																									●	●	●	●	●	●
							●	●											●											
				●	●	●	●																							
		●		●			●		●	●	●	●	●	●	●	●														
																						●	●		●	●	●	●	●	●
					●																									
	●						●	●	●							●														
	●						●	●	●							●														
	●						●	●	●							●														
																			●											
	●																													
	●						●											●												
	●						●	●																						
	●						●											●												
																●														
																							●			●	●		●	
																			●											
																			●											
		●		●		●	●	●								●														
	●	●		●		●		●	●							●		●												
		●							●				●																	
																						●	●		●	●	●	●	●	●
							●																							
																						●	●		●	●	●	●	●	●
					●																									
																				●			●		●	●	●		●	●
								●									●													
																								●						
																				●			●		●	●	●		●	●
	●						●																							
	●						●	●																						
																			●											
									●																					

页码	菜肴名称	食材	可互换食物									
			土豆	大蒜	香菇	丛生口蘑	木耳	裙带菜	海蕴	牛蒡	藕	白萝卜
P130	鲜炒蘑菇	杏鲍菇		●	●	●	●					
		蟹味菇		●	●							
		金针菇		●	●	●	●					
		芦笋										
P131	香菇蛋羹	香菇				●	●					
P133	小葱滑茸汤	滑茸			●	●		●	●			
P133	竹轮麸菠菜汤	竹轮麸										
P133	豆腐芦笋汤	芦笋										
		绢豆腐										
P134	香醋海蕴	海蕴						●				
P135	油煎豆腐皮与白萝卜	白萝卜								●	●	
P135	豆腐与裙带菜	绢豆腐										
		裙带菜							●			
P137	香煮羊栖菜	羊栖菜					●	●				
		干香菇					●					
		毛豆										
P139	鸡肉咖喱饭	鸡大胸肉										
		胡萝卜									●	
		茄子										
		小绿辣椒										
P139	奶汁烤鸡	鸡小胸肉										
		菠菜										
P140	健康炸猪排	面筋圈										
		杏鲍菇		●								
P143	醉焖蛤蜊	芹菜			●	●						
P144	圆白菜豆腐芝麻拌菜	圆白菜			●	●				●	●	
P145	法式黄油烤鱼	鳕鱼片										
P147	香炖鸡肉鲜蔬	鸡大胸肉										
		芹菜										
		圆白菜										
		胡萝卜									●	●
		番茄										
P147	香味蔬菜汤	香菜										
		嫩叶										
		香菇				●	●	●	●			
P148	粉丝色拉	粉丝										
		木耳（干）						●				
		胡萝卜										
P149	大葱粉丝汤	粉丝（干）						●	●			
P150	香醋拌裙带菜	裙带菜（干）							●			
		白萝卜										
		黄瓜										
P151	火腿沙拉	生火腿										
		嫩叶										
P152	缤纷寿司饭	干香菇					●	●				
		干白萝卜丝					●	●				
		胡萝卜									●	
		嫩豌豆角										
		干银鱼										
		冻豆腐										
P153	拌意大利面	松伞蘑（罐头）			●	●						

续表

	芜菁	青椒	番茄	茄子	黄瓜	苦瓜	竹笋	洋葱	扁豆	菠菜	油菜	茼蒿	韭菜	圆白菜	油菜花	西兰花	秋葵	芹菜	干白萝卜丝	大豆	豆腐	鸡小胸肉	虾	樱虾	墨鱼	章鱼	牡蛎	扇贝	鳕鱼	水面筋
									●																					
									●	●	●	●	●		●	●	●													
									●						●	●	●													
																	●													
																					●									●
									●	●	●	●	●		●	●	●													
																				●										●
	●			●			●	●	●							●	●													
																				●										●
																			●											
																			●											
																				●										●
																						●	●		●	●	●	●		
		●		●		●	●	●								●														
		●	●			●	●	●	●							●		●												
		●		●		●			●							●	●													
																				●			●		●	●	●		●	●
											●	●		●		●														
																														●
				●			●	●								●														
						●	●		●	●	●	●	●		●	●	●													
																					●	●	●		●	●	●	●		●
																						●	●		●	●	●	●		
				●				●								●	●													
										●	●				●	●														
	●			●			●	●								●														
		●		●		●		●	●							●	●	●												
										●	●	●	●		●															
										●	●	●	●		●															
				●																										
																			●											
																			●											
					●	●		●											●											
																			●											
	●																●													
							●										●													
																				●	●									
										●																				
																			●											
							●	●											●											
									●																					
																							●							
																														●

专栏

自我守护健康

糖尿病、肥胖、脂代谢异常等慢性病的发生发展与饮食、运动等生活习惯密切相关。有糖尿病、肥胖症的患者或者是这些慢性病的高危人群，大多是经常饮酒、酷爱甜点、加餐多、以肉和煎炸食品为主，很少吃蔬菜者以及缺乏锻炼的人。

上述人群虽然也尝试膳食疗法和运动疗法，但大多无法持之以恒。有些人去健身俱乐部锻炼，出汗后又吃甜点、喝啤酒，结果摄入的热量比消耗的还多，最终因为管不住自己的嘴而导致慢性病的发生。

如果不注重自己的生活方式，要想降低血糖并非易事。生活习惯的点滴积累，对未来生活的影响极大。想吃就吃、怕麻烦而不运动，如果抱有这种想法，是很难保障健康的。医生只能助您一臂之力，自己的健康要靠自己来守护。给自己制订一个可行的目标，然后持之以恒，管住嘴，迈开腿，以积极的心态面对生活。

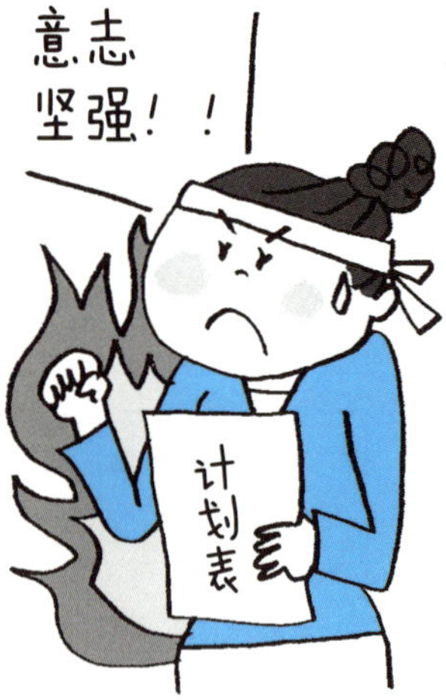

第4章

降血糖的生活方式

通过改变生活方式，如合理运动、高质量睡眠、戒烟、合理控制血压、及时排解压力等，可以使血糖得到有效控制。

改变生活方式弥补运动不足

◉肥胖的诱因不仅是过度进食，还有运动不足

运动不足容易导致肥胖

改善饮食方式对于降低血糖来说起着举足轻重的作用，但是，解决运动不足的问题也同样不可忽视。

2007年日本的国民健康营养调查结果表明，20岁以上、体重指数在25以上的人群中，男性占30.4%，女性占20.2%，且男性呈每年上升的趋势。另外，与10年前相比，热量摄取量的平均值男女双方均下降了少许，基于此，研究者们认为，除过度进食外，由于汽车与计算机的普及等所导致的缺少运动的生活习惯也是引起肥胖的一大因素。

人体每天消耗的热量，其中安静时的基础代谢消耗热量占50%～70%，另外20%～40%的热量为身体的运动消耗。如果不运动，热量的消耗必然会减少，人就容易发胖。

改变生活方式来弥补运动不足

提到锻炼身体，人们常常会想到游泳等体育运动，认为每天养成这样的运动习惯不容易做到。其实，锻炼身体应该从日常生活做起。

你是否每天长时间坐着不动？休息时是否长时间躺在床上看电视？无论到哪儿是否都开车？……回想一下平时的生活习惯，尽量通过改变生活方式让身体动起来。

美国的一项调查表明，看电视的时间越长，肥胖与糖尿病的发病率越高。减少看电视的时间，多做运动，去近的地方尽量步行，这样，运动不足的问题便可以慢慢得到解决。

相关阅读页➡P6、P26、P36

不同年龄热量摄入量的变化
（单位：千卡/天）

男性

	20岁	30岁	40岁	50岁	60岁	70岁以上
1997年	2275	2389	2325	2347	2237	1924
2002年	2227	2157	2213	2252	2225	1953
2007年	2183	2208	2153	2214	2195	1982

女性

	20岁	30岁	40岁	50岁	60岁	70岁以上
1997年	1845	1869	1908	1904	1820	1624
2002年	1688	1735	1805	1827	1797	1650
2007年	1684	1725	1719	1774	1759	1613

肥胖度的变化

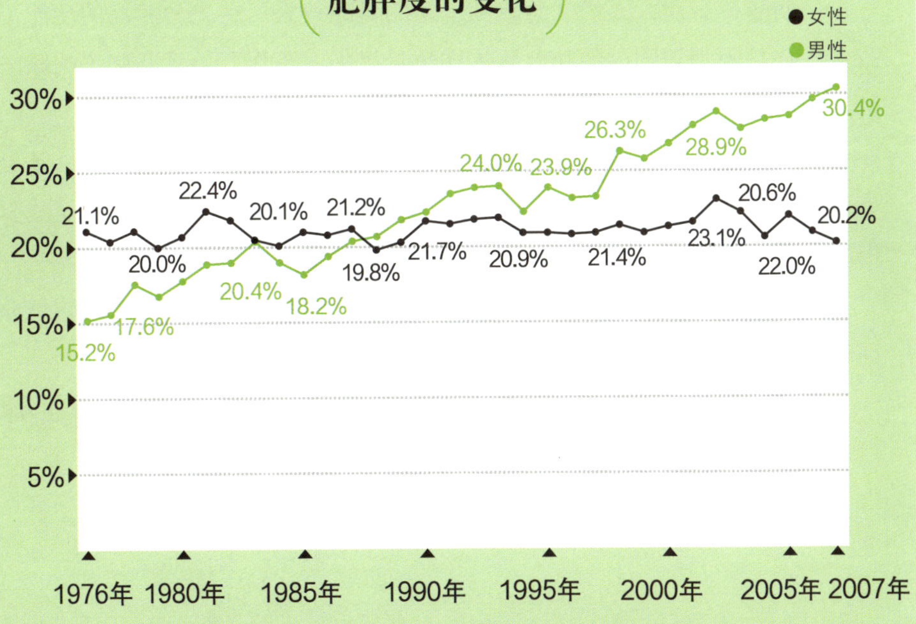

坚持运动可有效降血糖

◉运动的即时效果与持续运动的延时效果

运动几分钟血糖就会有所降低

运动具有降低血糖的作用。

让我们思考一下步行这项运动。人在步行之后，除了双脚之外，两臂和腰部等都会感觉疲乏。虽然只是步行20～30分钟，两臂、双脚、背肌、腹肌等全身各处的糖原都得到了消耗，而这种热量消耗是安静时基础代谢不能相比的。

运动时的能量源一般来自于肌肉中储存的糖原，糖原一旦在运动时被消耗，血液中的葡萄糖便会被肌肉迅速吸收并作为能量来使用，血糖因此而下降。一般来说，运动开始数分钟后血糖值便有所降低，研究者称这种效果为“即时效果”。

长期运动可以增强胰岛功能

长期坚持运动，人们就会看到运动的延时效果。首先，胰岛的功能可以得到改善，这是因为细胞内的胰岛素受体数量增加、工作开始活跃起来的缘故。持续的运动对于有胰岛素抵抗的人来说尤为重要。

其次，运动的延时效果有助于减肥。长期运动可以使肌肉增加、基础代谢旺盛，脂肪便会作为能量源被人体利用，内脏脂肪以及皮下脂肪因此而减少，从而解决了肥胖问题。

再次，长期运动可以改善心肺功能，使骨骼变结实，有助于预防骨质疏松，同时能全方位提升体力、防止慢性疲劳等。

相关阅读页➡P2、P6

运动的两种效果

即时效果

即运动之后马上显现的一时性效果，这种即时效果有助于餐后血糖的降低等。

- 运动时肌肉的舒缩需要消耗糖原作为能量，为此，人体就要动用血液中的葡萄糖，使用多少葡萄糖，血糖便会下降多少。
- 人在进餐后血糖便会上升，但是，如果在餐后进行适当的运动，便可使血糖降低。
- 通过适度的运动，比如，稍有强度的运动，流些汗或者伸展一下身体，能够缓解压力。

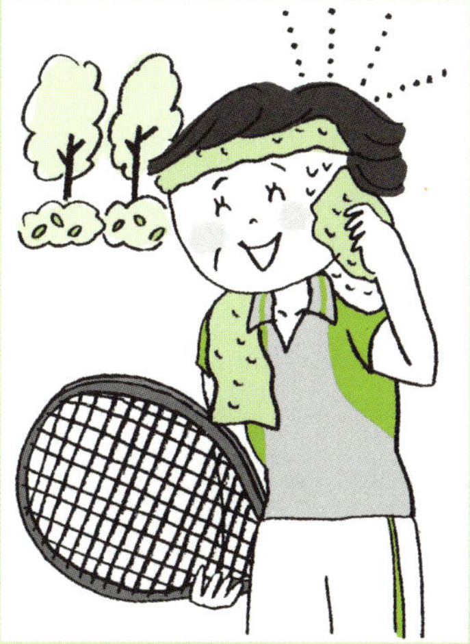

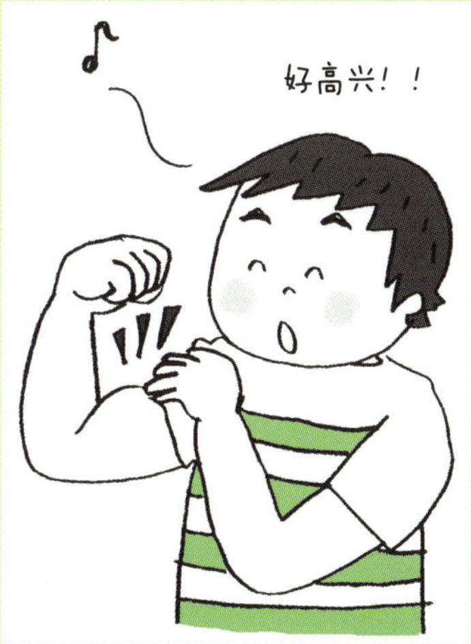

延时效果

即通过长期持续运动后所表现出的效果，这种延时效果有助于代谢的增加和体力的提升。

- 持续运动使得代谢增加，人体脂肪作为能量源被加以利用，脂肪随之减少。
- 肌肉的增强可以加强胰岛素的功效，从而抑制血糖的升高。
- 肌肉对血液中葡萄糖的吸收促使葡萄糖被高效消耗。
- 肌肉力量、持久力、柔软性等方面的加强，可以改善慢性疲劳和无力等症状。

以有氧运动为基础

◉通过有氧运动与无氧运动巧妙组合可使运动效果倍增

能够减少内脏脂肪的有氧运动

运动是控制血糖不可或缺的一环。运动分为有氧运动和无氧运动两大类。

有氧运动即在氧气充分供应的情况下进行的运动，包括步行、游泳、骑自行车以及有氧健身等。

有氧运动的能量源为血液中的葡萄糖和脂肪。

运动一开始，人体首先消耗的是储存在肌肉中的糖原，当肌肉中的糖原被全部消耗后，人体便开始利用血液中的葡萄糖，血糖因此而逐渐下降。

运动20分钟后，当人体内的葡萄糖已消耗完，脂肪便被当作能量源来使用，内脏脂肪与皮下脂肪继而不断减少。因此，做20分钟以上的有氧运动可以有效降低血糖。

能够增加代谢、燃烧脂肪的无氧运动

无氧运动即对氧的摄取量较低、瞬间需要较大气力才能完成的运动，如举哑铃、健身器材锻炼、俯卧撑以及腹肌运动等。无氧运动有益于肌肉的锻炼、关节柔软性与运动持久力的加强。

当人体肌肉得到加强后，代谢随之活跃，脂肪燃烧加速，不易出现内脏脂肪堆积，最终达到控制血糖的目的。

有氧运动与无氧运动各有其效，建议运动时不要只局限于其中的一种，最好以有氧运动为基础，适当增加一些无氧运动。

相关阅读页➡P2、P4

有氧运动与无氧运动

有氧运动

在氧气充分供应的情况下进行的运动。

常见的运动项目有快步走、慢跑、打高尔夫球、有氧健身（水中有氧健身）、骑自行车、游泳等。

效果

- 降低血糖
- 燃烧脂肪
- 强化心肺功能
- 缓解压力
- 提升耐力

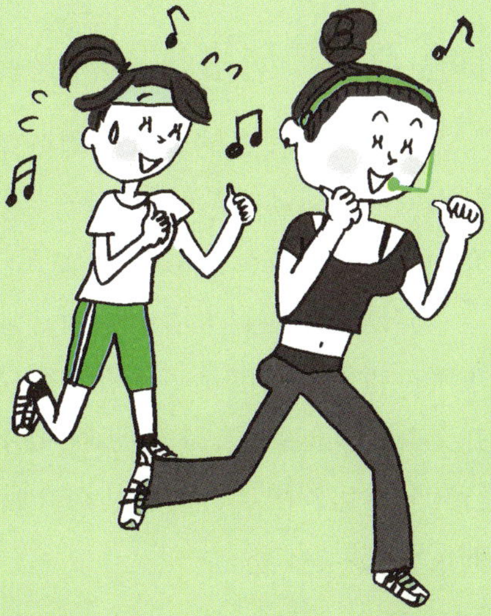

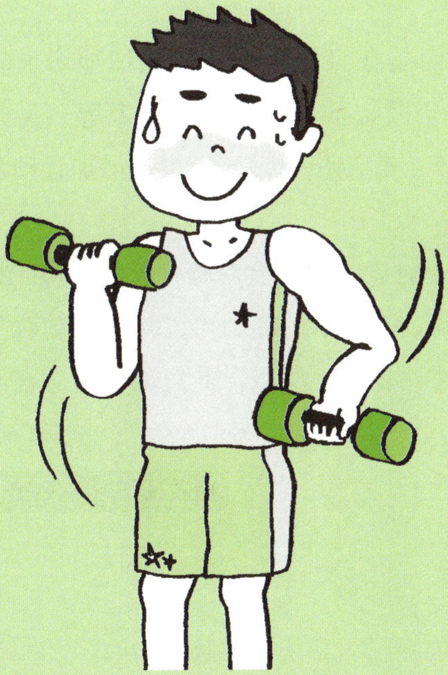

无氧运动

对氧的摄取量较低，在短时间内增强某块肌肉力量的运动。

常见的运动项目有蹲下起立、举哑铃、举重、俯卧撑、腹肌运动等。

效果

- 降低血糖
- 燃烧脂肪
- 消耗热量
- 强化肌肉与骨骼
- 提升体力

充分利用平时的运动时机

◉将轻松易做的步行运动坚持下去

即使是少许的步行运动也有降血糖的作用

以步行为代表的有氧运动在保持身体健康方面发挥着诸多作用，例如可以控制血糖等。运动坚持时间越长，效果越显著。与每周只游一次泳或者慢跑3天就放弃相比，每天或至少每周坚持3天步行运动更为有效。

但是，在现实生活中人们常常由于工作或天气的原因等中止运动，因此，要想坚持每天运动也是一件极不容易的事。然而，放弃了运动，对于血糖值的控制并无益处。据统计，每天步行30分钟可以使血糖降低2～4毫摩尔/升。如果连续步行30分钟比较困难，可将其切分成3个10分钟，这样坚持下来，同样可以达到期望的运动效果。

水中步行适宜膝盖疼痛者

其实，步行运动不用特意挤时间，而是在日常生活中有意识地增加步行机会，比如上班时不乘电梯而走楼梯，下班时提前一站下车走回家等。另外，运动不仅局限于步行，不乘汽车而骑自行车、带狗出去散步等也是增加运动量的有效方式。

需要注意的是，每天坚持连续步行1小时以上有时会对膝盖有所损伤。膝盖或腰部有损伤的人，可以进行水中步行运动，因为水的浮力可以减缓运动对膝盖的负担。而且水中步行比通常的步行更能消耗热量，所以，此运动特别适宜需要减肥的人群。

相关阅读页➡P26、P44

运动的时间与消耗热量

运动能消耗多少热量因运动的种类、运动的时间以及个人体重而不同。

下面的运动项目所消耗的热量几乎相同。建议每次运动的时间以所列时间的4倍、每周运动的时间以所列时间的23倍为宜。

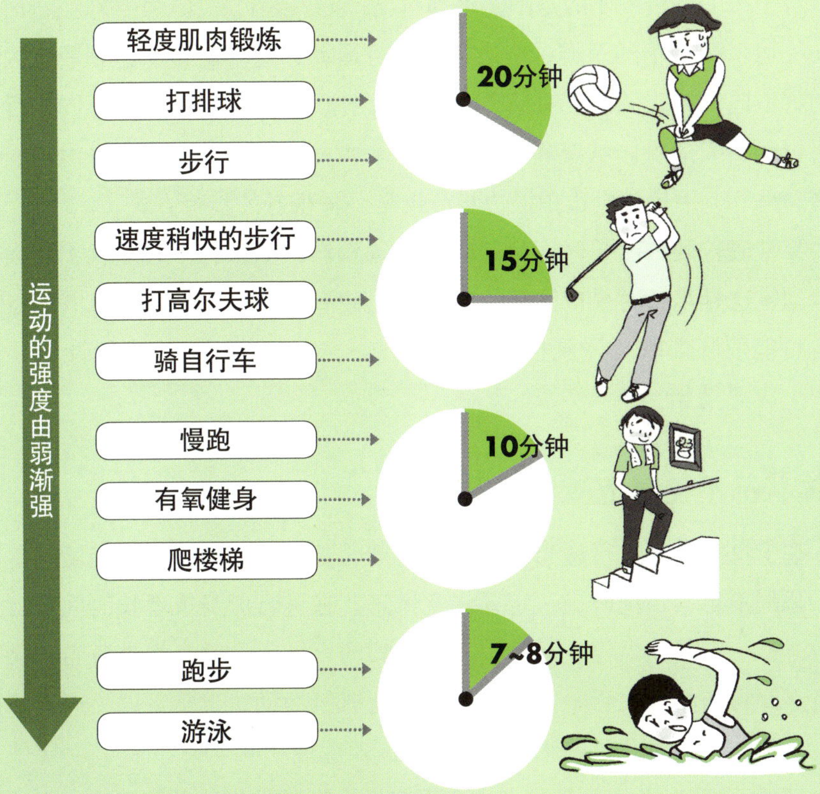

以上运动所消耗的热量（按体重计算）

体重	40千克	50千克	60千克	70千克	80千克	90千克
消耗的热量（折算成食物）	**42**千卡（米饭约1/6碗）	**53**千卡（米饭约1/5碗）	**63**千卡（米饭约1/4碗）	**74**千卡（米饭不到1/3碗）	**84**千卡（米饭约1/3碗）	**95**千卡（米饭1/3碗多）

运动时的注意事项

◉过度运动并不一定好

尽量制订适合自己的运动方式并持之以恒

对于运动，最重要的是不要勉强自己。与其制订每天一定要走1小时的目标，不如一边享受购物的乐趣，一边进行步行运动，这样更容易达到锻炼的目的。建议制订不同的行走路线，并将其设为20分钟、30分钟、40分钟不同的行走距离，然后根据当天的身体状况和心情的好坏来调整，这样，人就不易出现厌倦运动的情绪。另外，手持相机边拍摄边步行也是一种很好的步行方式。

穿鞋底较硬的鞋长时间行走容易导致脚痛，如果鞋不合适就不要强迫自己继续运动，这是步行时最应注意的。另外，鞋不合脚不仅会使人的步行姿势怪异，还有可能使膝盖软骨受到损伤，这样一来，不但无法完成步行计划，还会对运动产生厌恶情绪。

身体状况不佳时应减少运动

基于自身状况进行适当的锻炼是运动的基本原则。当出现轻微感冒、血压升高、睡眠不足等情况时，一定要注意休息。在进行健身或者长时间步行感觉心慌不适时，一定要立即停止运动。有心脏病的人一定要随身携带急救药品，出现症状时立即将药品含在舌下。另外，在进行有氧运动时，常常以一边走路，一边还可以与旁人对话的程度来判断运动强度是否适宜。

1型糖尿病患者运动量过大还会引起低血糖的发生，此类患者应在医生的指导下制订运动计划，并随身携带糖果及个人病情信息卡，以备发生低血糖时急用。

相关阅读页➡P170

注意行走时的姿势

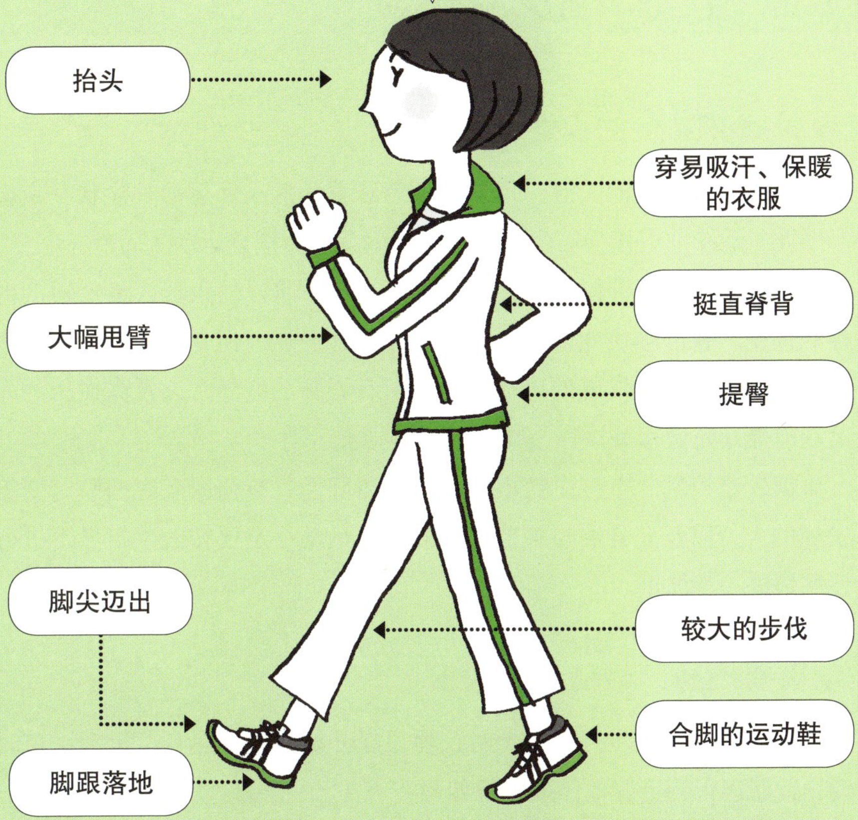

下列情况请停止运动

- 心跳急速
- 胸部发紧
- 气喘严重
- 呼吸困难
- 眩晕
- 恶心
- 头痛
- 后背痛
- 出冷汗
- 强烈的疲劳感
- 全身无力
- 脚不听使唤
- 抽筋
- 严重肌肉痛

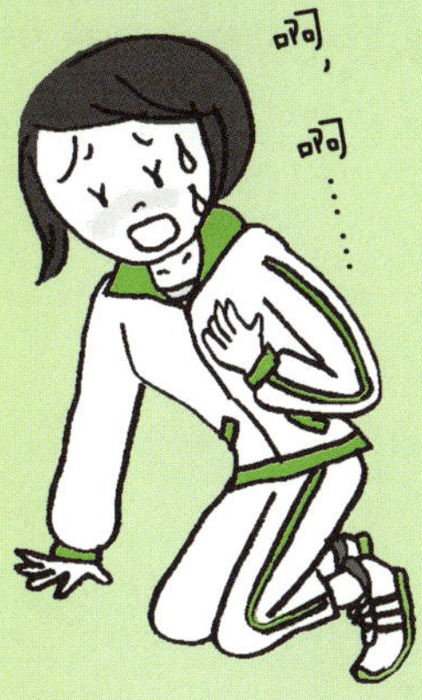

开展运动前最好接受医疗检查

◉根据自身状况及病情选择运动

有糖尿病并发症的人运动须谨慎

运动是控制血糖的关键，但这并不意味着任何人做运动其症状一定会有所改善。因此，运动前应接受医生的检查以便确认是否适宜运动。

血糖偏高、有肥胖倾向等处于糖尿病预备军阶段的人群，虽然短期内不必担心神经病变、视网膜病变以及肾病等糖尿病并发症，但是，在不知不觉中，动脉硬化等症状会有恶性发展的可能。因此，有心肺功能异常以及高血压的人，在开始运动前最好先做相关检查，并在医生指导下运动。

血糖较难控制、空腹血糖很高、尿酮体阳性、有糖尿病视网膜病变等糖尿病并发症的人，以及有骨骼与关节疾病的人，运动一定要在医生指导下进行，否则会使病情进一步加重。

运动前要热身，运动后要放松

进行30分钟以上步行等运动时，建议在开始前做做热身，运动结束时做放松活动，使肌肉得到更好地伸展和拉伸。

特别是在冬季或早晨进行运动时，要做好热身运动，否则容易出现脑卒中或心肌梗死等突发性疾病。在做热身运动时，要一边调整呼吸一边再次确认自身的身体状况，身体状态不佳时不要勉强而为。

相关阅读页➡P8、P20

运动前后的注意事项

热身

使体温上升是热身的目的之一。以微汗为宜。热身还可以增加身体的柔软性，因此能够防止受伤。

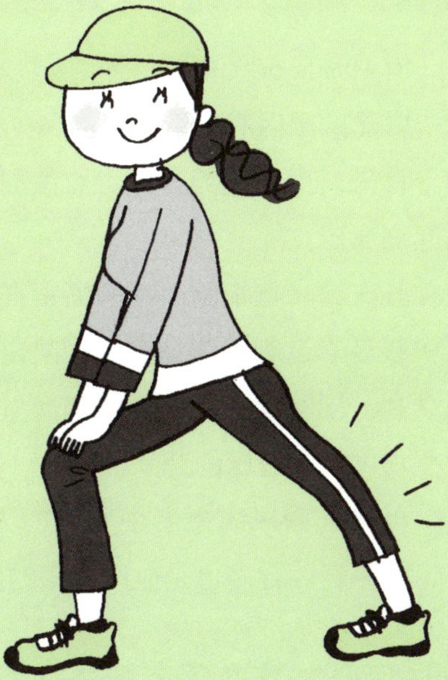

在开始步行或慢跑前，可以伸展一下四肢、活动活动手腕脚腕。另外，还可以做双腿的拉伸运动，以伸展后小腿肚感觉舒服为宜。

坐好，双腿分开，一边拉伸髋关节一边做深呼吸。

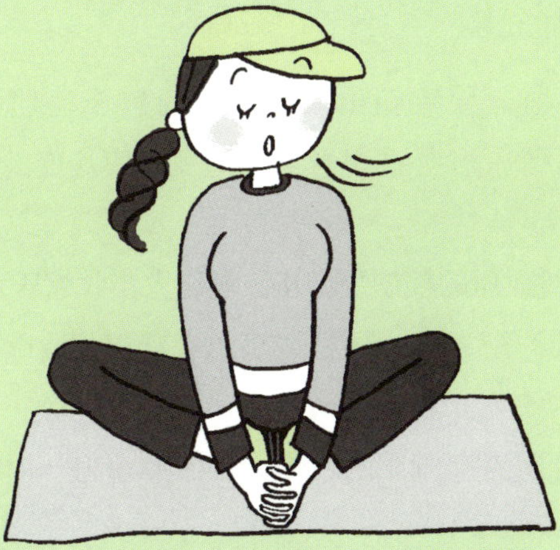

由于季节和自身状况不同，热身及放松活动以15～30分钟为宜。

逐渐减少运动量

如果突然停止运动，运动中由心脏输出的大量血液在回流时便会给心脏带来较大的负担，因此，在运动即将结束时逐渐减少运动量至关重要。而且运动容易引起肌肉痛，所以需要事先做些伸展运动。

养成测量血压的习惯

◉高血压与高血糖息息相关

血糖升高往往血压也会上升

有40%～50%的糖尿病患者会同时合并有高血压。

常见的原因有以下几种：

首先，由于血糖升高，血液黏稠度增加，血管壁受损，血管阻力增加，从而引起高血压。

其次，一旦细胞出现胰岛素抵抗性，胰岛素的分泌量便会增加，从而引起血液中胰岛素过剩。胰岛素过剩阻碍了钠从肾脏的排出，导致水钠潴留，从而使血压升高。同时，胰岛素还能刺激血管壁细胞生长，使血管壁增厚、失去柔韧性，这些均可导致血压的升高。

再次，糖尿病患者中肥胖的人较多，肥胖易使升血压的激素分泌增加。另外，糖尿病性肾病也是血压升高的原因之一。

糖尿病合并高血压者要严格控制血糖

高血压容易促进动脉硬化的进程，导致脑出血、脑梗死以及心肌梗死的发生。除此之外，高血压还会加速糖尿病肾病以及糖尿病视网膜病变的发生与发展。

所以，糖尿病合并有高血压的人对血压的控制更严格。健康人当收缩压≥140毫米汞柱，舒张压≥90毫米汞柱时被视为高血压，而糖尿病患者则需将收缩压维持在130毫米汞柱以下，舒张压维持在80毫米汞柱以下。

为了更好地控制血压，应养成定期测量血压的习惯。在家测量血压时，应注意测量方法及使用事项。

相关阅读页➡P6、P8、P20

血压水平的标准

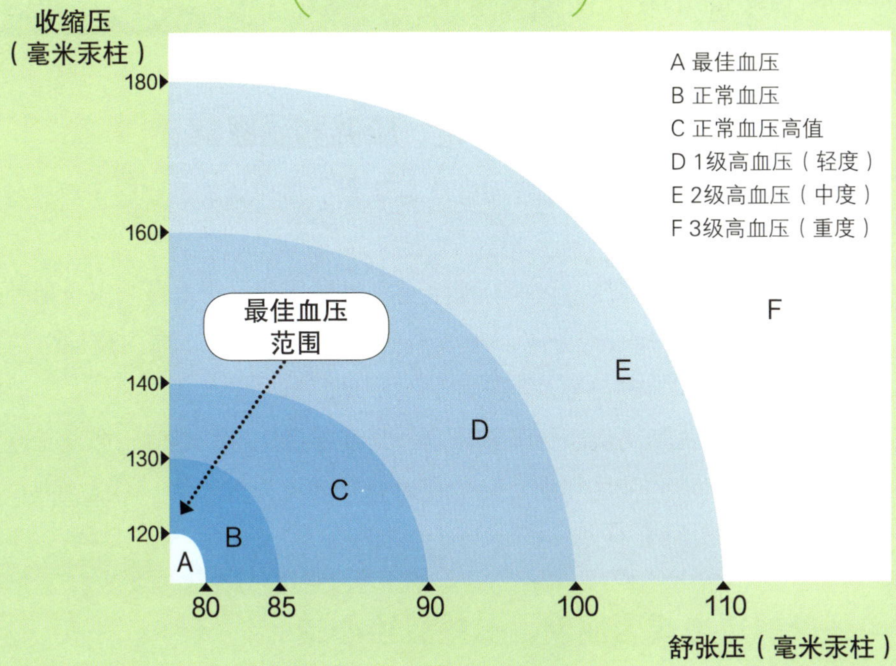

正确使用家庭血压计

自己在家测量血压时，如果不了解血压计的正确使用方法，测得的血压值参考性不大。

家用血压计有臂式、腕式和手指式，臂式血压计是最传统的一种。通过手腕进行测量时，由于动脉血流介于尺骨与桡骨之间，很难将感知器放到正确的位置，而手指离心脏的距离较远，因此，腕式和手指式均容易出现测量误差。

臂式血压计虽然相对来说测量更准确，但如果感知器的位置放错也会出现较大的误差。因此，测量时一定将袖带捆绑好，袖带下方距肘窝2.5厘米左右，袖带的松紧以能放进一个手指为宜。

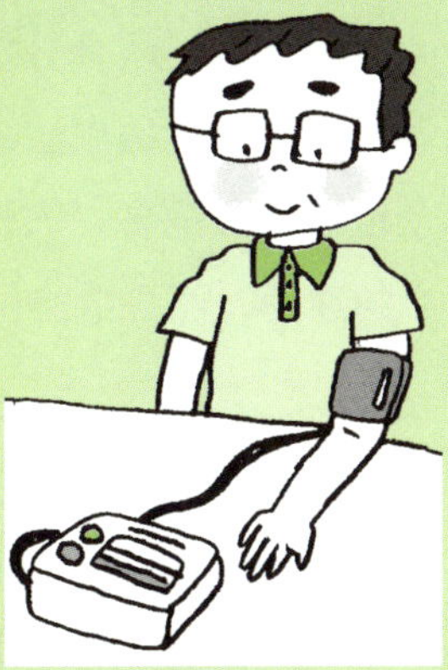

压力过大可使血糖升高

◉学会巧妙与压力相处

压力过大易导致激素分泌异常、肥胖和糖尿病

在日常生活中，我们时常会处于人际关系、工作烦恼、家庭矛盾等各种压力之中。

一般情况下，这些压力大家都能承受，但是，如果压力过大或长期处于压力之中，则会影响到激素的分泌。当人们受到巨大压力时，体内皮质醇与儿茶酚胺便会大量分泌，容易导致血糖升高。

持续性的巨大压力会引起暴饮暴食，最终导致肥胖。这时，脂肪细胞便会分泌一种阻止胰岛素作用的物质，从而使血糖升高成为常态化。因此，减少生活中的压力也是控制血糖的必要一环。

与适度的压力成为朋友，有效转换心情

人们不太可能将压力从生活中消灭，使之无影无踪，另外，适度的压力还可以使人振奋，从而成为崭新机遇的契机。由此可见，压力并不是一无可取之处，所以，建议您不要试图消除压力，而是朝着有效控制压力的方向努力。

首先要认识到有压力是很自然的事，其次不要逃避现实，而是尽量找出解决问题的方案。认真分析所面临的问题有多大、能否凭借自身力量来解决等。摒弃做不到就不行的想法或过度自责的态度。不要过于追求完美，以一种放松、留有余地的心态做事。另外，充分休息也是对付压力的好方法，因为休息可以缓解身心的疲惫，使心情愉悦。

相关阅读页➡P4

测测你的压力程度

Q 1 颈部与肩膀僵硬，常感觉疲倦 ☐
Q 2 失眠的日子持续存在 ☐
Q 3 没有食欲或者进食过量 ☐
Q 4 经常胃痛、心烦意乱 ☐
Q 5 经常无精打采、没有干劲或是敷衍了事，做事不认真 ☐
Q 6 经常感觉到无法集中精神 ☐
Q 7 忧郁的心情持续存在 ☐
Q 8 经常认为工作与生活“再这样下去不行” ☐
Q 9 工作与生活方面的失误增加 ☐
Q 10 迟到与请假现象增多 ☐
Q 11 早上起不来床 ☐
Q 12 为人际关系烦恼 ☐
Q 13 将自己与他人比较，常会有失败感，善忌妒 ☐
Q 14 工作繁忙，感觉工作时间漫长 ☐
Q 15 感觉现在的工作不适合自己 ☐
Q 16 觉得周围的人对自己的评价较低 ☐
Q 17 对于工作，觉得来自周围的期待过高 ☐
Q 18 看不到工作前景，无法预见未来 ☐
Q 19 有经济上的困扰 ☐
Q 20 在职场，处于职权骚扰、受欺负、性骚扰等状态中 ☐

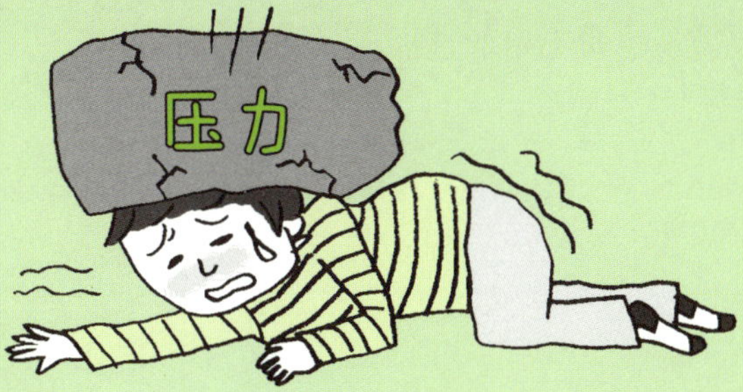

测测上述问题这一个月你占了几项？如果在10项以上，建议您去医院精神科或心理诊所接受相关检查。

缓解压力的窍门

◉好好休息，学会适时表达自己的情感

掌握熟睡的窍门

当您处于较大的压力时，不但要控制好血糖，还要设法寻找缓解压力的方法。一般来说，可通过调整生活节奏，如改善睡眠等来缓解压力。

事实证明，如果长期睡眠不足，就会导致血糖与血压升高。不过，只要能够熟睡，即使睡眠时间较短，身心也会得到休养。熟睡有些小窍门。首先，要尽量保证寝室环境的舒适，对居室内的温度、湿度，及被子、枕头等要花些心思。开空调的话，夏季最好设置在27℃，冬季设置在25℃左右，不要直吹。

睡前尽量不要进食。睡前一小时洗个热水澡可以带来好的心情和睡眠，您不妨一试。另外，寝室的灯光要稍暗一些，因为亮光会刺激到人的觉醒中枢神经，影响睡眠。睡前不宜看能够令人兴奋的电视节目或书籍。

不要压抑自己的感情，应学会适时表达

不压抑自己的喜怒哀乐，要学会表达自己的情感。压力容易使交感神经活跃，而笑一笑、哭一哭则又使副交感神经处于优势地位，压力由此而减轻。

另外，如果压力得以缓解，胰岛素的作用也会随之改善。通过看电视剧或纪录片、哭哭笑笑减压也是不错的选择。

相关阅读页➡P178

寻找适合自己的解压方式

休息

休息是身心能量的供给源。在平时要注意休息。

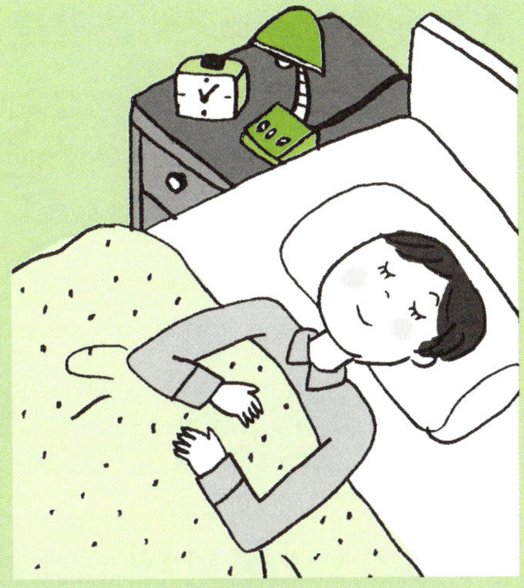

转换心情

通过散步、运动、听音乐、与朋友聊天、看电影、阅读等来转换压抑的心情。

愉悦就餐

根据第2、第3章的饮食原则，快乐就餐。

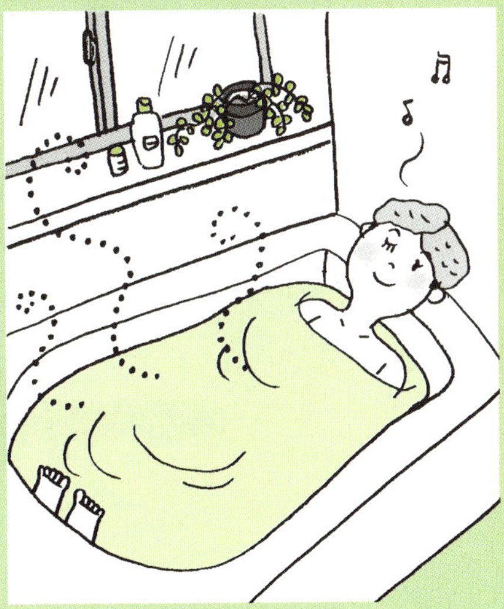

悠闲入浴

滴几滴精油，泡在浴缸里哼哼歌曲，悠闲地洗个热水澡。

笑一笑、哭一哭

看着电视或书笑一笑，哭一哭，适时释放一下压力。

做感兴趣的事

尝试做一些以前一直做的或曾做过的感兴趣的事情。

基础知识

坚持戒烟

◉吸烟易诱发糖尿病

香烟会加快动脉硬化的进程，容易诱发糖尿病

糖尿病患者必须对吸烟引起高度重视。众所周知，吸烟可以致癌，可以引起心肌梗死。其实，吸烟的危害不止这些。长期吸烟容易引起血管收缩、血流不畅或者使血液中的坏胆固醇增加，加速动脉硬化。原本就有动脉硬化的糖尿病患者，如果再吸烟，更加速了动脉硬化的恶化进程，容易诱发心肌梗死或脑梗死。

调查结果表明，每天吸烟的数量越多、吸烟的年限越长，越容易诱发糖尿病。研究者认为，这主要是因为香烟中含有的尼古丁与焦油等有害物质加强了细胞对胰岛素的抵抗性，致使胰岛素功效低下的结果。

借助医生的力量果断向戒烟挑战

戒烟失败并非源于人们意志薄弱，而是源于尼古丁所特有的强力依赖性作用。吸烟者中70%的人为尼古丁依赖症患者，大多需要治疗。人一旦吸烟，大脑中的尼古丁受体便与尼古丁结合并释放出可以产生快感的物质——多巴胺，人体因此而产生愉悦感，但是，尼古丁与尼古丁受体会很快分离并消失，所以人会很快燃起再次吸烟的欲望。

最近研究发明了一种药品，该药品通过阻止尼古丁与尼古丁受体的结合，使人们逐渐对吸烟失去兴趣。此类药品不用勉强自己就可戒烟，成功率约为80%。但是，在治疗期间可能会出现恶心、失眠等副作用。

相关阅读页➡P6、P9

吸烟与不吸烟人群罹患糖尿病的风险

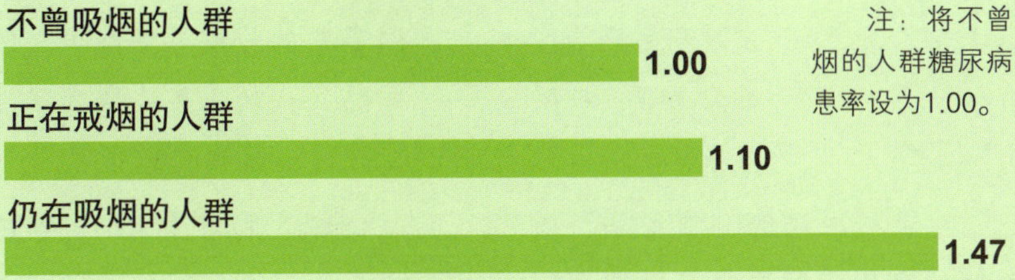

注：将不曾吸烟的人群糖尿病罹患率设为1.00。

吸烟的恶性循环

吸烟 → 尼古丁进入大脑，与大脑里的尼古丁受体结合 → 分泌大量能使人产生快感的物质——多巴胺 → 尼古丁离开受体，很快想再次吸烟 → 吸烟

新戒烟药

药品与尼古丁受体结合

↓

大脑释放出少量多巴胺

↓

阻止尼古丁与尼古丁受体结合

↓

使人不易感知香烟的诱惑

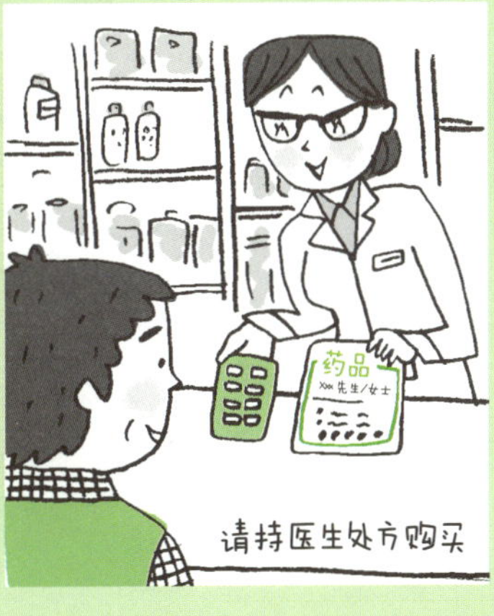

专栏

养成每年定期体检的习惯

疾病的早期发现与早期治疗非常重要，糖尿病也是如此。

对于糖尿病的“预备军”或血糖偏高的人群来说，早期发现与早期治疗更是起着举足轻重的作用。尽早发现高血糖，及时改变生活习惯，使血糖得到控制，从而可以预防糖尿病以及糖尿病并发症的发生。

但是，如果由于情况有所好转而松懈的话，病情便会加重或恶化。另外，随着年龄的增长，胰岛素的分泌逐渐减少，因此，年龄较大的人更应增强早发现、早治疗的意识。

建议每年接受一次健康检查，在高血糖的早期发现方面给予高度重视。

如果被诊断为糖尿病预备军或糖尿病时，请到专门的医疗机构接受进一步的检查与治疗，切不可擅自择药治疗。

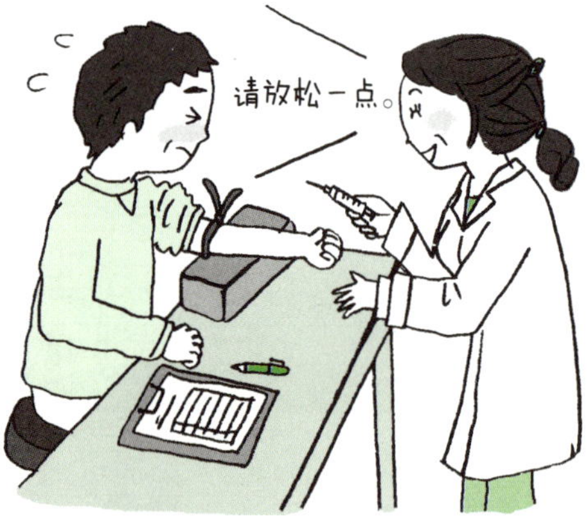